Docteur ALIVISATOS

(D'ATHÈNES)

De

l'Orchidopexie

PARIS

VIGOT FRÈRES, ÉDITEURS

23, PLACE DE L'ÉCOLE-DE-MÉDECINE, 23

1910

Docteur ALIVISATOS

(D'ATHÈNES)

De

l'Orchidopexie

PARIS

VIGOT FRÈRES, ÉDITEURS

23, PLACE DE L'ÉCOLE-DE-MÉDECINE, 23

1910

De

l'Orchidopexie

PRINCIPAUX TRAVAUX
DU DOCTEUR N. S. ALIVISATOS

1. *Sur un nouveau procédé d'arthrotomie et de résection de l'épaule.* Thèse pour le Doctorat en médecine. Paris, 1897, 60 pages avec 3 figures.

2. *Du traitement du mal de Pott et surtout du redressement brusque des gibbosités pottiques, sous le chloroforme, par un nouvel appareil orthopédique.* Thèse d'agrégation, 1900.

3. *Du traitement des ulcérations tuberculeuses de la peau par le gaïacol.* « Semaine médicale », 1900, p. 175 et « Formulaire de Dujardin-Beaumetz », p. 138, 18ᵉ édition.

4. *Du capitonnage des bourses comme moyen d'éviter leur tuméfaction après l'incision de l'hydrocèle.* « Grèce médicale », 1903.

5. *Du redressement lent et graduel des gibbosités pottiques par mon appareil.* « Comptes rendus du XVIIIᵉ Congrès français de chirurgie ». Paris, 1905, pages 1253-1258 avec 6 figures et « Semaine médicale », 1905, page 491.

6. *Sur un cas de spina bifida lombaire chez un enfant de 2 mois opéré par l'excision et la transplantation d'un lambeau périostique provenant de l'os iliaque d'un lapin. Guérison.* « Grèce médicale », 1903, avec 2 figures.

7. *De la spermotoropexie. Nouveau procédé contre l'ectopie testiculaire.* « Semaine médicale », 1906, page 237 et Rapport de M. Villard, professeur de Lyon (Ectopie testiculaire et ses complications), pour le XIXᵉ Congrès de l'Association française de Chirurgie.

8. *De l'analgésie cocaïnique en chirurgie, d'après la méthode de Tuffier.* Statistique d'opération. « Compte rendu du Congrès médical Panhellénique », mai 1901.

9. *De l'appendicite.* Co-rapporteur avec le professeur Galvanis. « Compte rendu du Congrès médical Panhellénique », mai 1901.

10. *Du traitement des gibbosités pottiques non ankylosées par le redressement lent en une séance, sans chloroforme.* « Compte rendu du Congrès médical Panhellénique », mai 1901.

11. *De l'anesthésie intrarachidienne par la storaïne.* « Revue de Chirurgie », août 1900.

12. *Sur un cas de flexion isolée du tiers supérieur de la jambe.* « Revue de Chirurgie », septembre 1900 avec 6 figures.

13. *De la rupture traumatique de la rate et de l'estomac avec déchirure de l'épiploon chez un paludéen. Splénectomie, guérison.* « Bulletins et Mémoires de la Société de Chirurgie de Paris », mai 1910.

14. *Sur un cas de fracture ou rupture du pénis.* « Bulletins et Mémoires de la Société de chirurgie de Paris », octobre 1910.

15. *Sur un cas de fistule pharyngo-cutanée supérieure, complète.* « Bulletins et Mémoires de la Société de Chirurgie de Paris », octobre 1910.

Titres

1. Ex-externe des Hôpitaux de Paris. (Concours 1895.)
2. Ex-interne de l'Hôtel-Dieu d'Orléans. (Concours 1893.)
3. Préparateur des cours d'Anatomie du professeur agrégé P. Thierry.
4. Ex-chef de clinique de l'Université d'Athènes.
5. Professeur agrégé en Chirurgie de l'Université d'Athènes.
6. Chirurgien de l'Astyclinique d'Athènes.
7. Chirurgien en chef et directeur de la Polyclinique d'Athènes.

DE L'ORCHIDOPEXIE

Avant de passer en revue les nombreux procédés qui ont été préconisés pour le traitement du testicule ectopique, il est nécessaire d'envisager d'une façon aussi complète que possible l'anatomie pathologique du testicule ectopié. En effet c'est de la situation du testicule, de l'état de cet organe et de ses annexes qu'on pourra tirer les indications nécessaires pour le choix judicieux d'un procédé opératoire.

Ce travail comprendra trois parties :

1° *Anatomie pathologique du testicule ectopique ;*

2° *Procédés opératoires ;*

3° *Résultats et indications.*

Mais avant d'entrer en matière je veux rappeler brièvement les travaux nombreux et importants qu'a suscités l'ectopie testiculaire.

Enfin je terminerai en donnant une description précise de mon procédé personnel et des résultats qu'il m'a permis d'obtenir et je m'efforcerai d'en indiquer les avantages et d'en fixer les indications.

1

HISTORIQUE

Le testicule ectopique n'est pas, comme on pourrait le croire, connu depuis très longtemps et c'est ainsi qu'on ne trouve aucune mention de cette affection dans les ouvrages médicaux de l'antiquité. Certains médecins avaient bien observé des tumeurs de l'aine qui coïncidaient avec l'absence du testicule dans le scrotum, mais aucun n'avait songé qu'il y avait entre ces deux constatations un très étroit rapport et que la tumeur observée dans l'aine n'était pas autre chose que le testicule arrêté dans son développement.

Les premiers faits bien observés datent donc seulement du XVI° siècle et on les trouve consignés dans le traité *Anatomiæ liber introductorius* de Nicolas Mussa et dans les œuvres d'Ambroise Paré. Régnier de Graaf, dans son *De virorum organis* et Martin Schurig dans sa *Spermatologia historico-medica* rapportent plusieurs exemples d'ectopie.

Quelmatz a écrit le premier travail sur ce sujet auquel s'intéressèrent alors la plupart des grands anatomistes : Haller, Weisberg, J. Hunter, Rœlinder.

Il faut pourtant venir jusqu'au XIX° siècle pour trouver des travaux vraiment importants sur le sujet.

En 1820, Rosenmerkel publie en Allemagne un traité des maladies du testicule arrêté dans le canal inguinal et rapporte l'intervention de Koch de Munich qui le premier eut l'idée de traiter chirurgicalement et de remettre en bonne place un testicule situé dans le canal inguinal.

Chelins fit la seconde orchidopexie. Mais ces deux opérateurs n'obtinrent pas de bons résultats : le testicule remonta.

Adams et Partridge pratiquèrent la même intervention l'un pour un testicule périnéal, l'autre pour un testicule inguinal : ils n'eurent pas plus de succès et le second fut même obligé de pratiquer une castration secondaire.

A cette époque pré-antiseptique, l'opération était redoutable et nous voyons les malades d'Adams, de Partridge et un autre qui fut opéré par Curling succomber à une complication qui n'était pas autre chose que la péritonite. Aussi Curling qui a très bien étudié l'anatomie du testicule ectopique rejette complètement la cure sanglante de l'ectopie testiculaire. Aussi pendant une assez longue période on ne peut citer que des travaux purement anatomo-cliniques qui commencent avec l'important traité de Curling : *Diseases of the testis*, et se continuent avec les travaux et observations de Paget, Fisher, Deville, Ripault, Delasiauve, Maya, Velpeau, Cruveilhier, Malgaigne, Pétrequin, Gosselin, Jarjavay, Chassaignac, Rendu, Houel, etc.

Robin, en 1849 fait paraître un important travail anatomique sur le gubernaculum testis.

En 1851, Follin publie un intéressant mémoire sur les anomalies de position et les atrophies du testicule. La même année Lecomte publie sa thèse : *Des ectopies congénitales du testicule et des maladies de ces organes engagés dans l'aine.*

En 1852 un rapport de Debout sur le précédent travail suscita à la Société de chirurgie une importante discussion sur l'ectopie testiculaire.

Enfin en 1856-1857, Godard fit paraître une série d'études qui résument bien tout ce qu'on connaît de l'anatomie des testicules ectopiques et apportent de nombreux documents nouveaux.

Depuis cette époque la chirurgie reprend peu à peu ses droits et l'on voit en 1880 Wood obtenir un premier succès par l'orchidopexie. L'année suivante Max Schuller (de Greifswald) obtient également un bon résultat.

La voie était ouverte.

En 1882 Kraske déclarait la castration inévitable si le testicule adhérait trop au sac, cependant il cherchait à conserver l'organe et à le fixer dans le scrotum.

En 1883, Sonnenburg déclare que dans les hernies compliquées d'ectopie du testicule, le chirurgien a le devoir de conserver la glande. John Wood, Lindenbamer et Nicoladini en 1885 rapportent deux cas d'orchidopexie couronnés de succès.

A la Société de chirurgie de Paris l'ectopie testiculaire a été l'objet de plusieurs discussions : en 1887 à la suite de la communication de Richelot, Lucas-Championnière, Terrier, Berger et Lefort prennent la parole et se déclarent partisans de l'intervention. En 1890 nouvelle discussion avec Richelot, Lucas-Championnière, Monod, Reclus, Gérard-Marchant et Routier.

Depuis il faut citer une communication de Jalaguier en 1893, la thèse de Bezançon (1892), la thèse de Bernis (1895), les articles de Forgue et Reclus ; la thèse de Le Joly Senonville ; le rapport de Berger à la Société de chirurgie (1893) ; l'article « Testicule » du *Traité des maladies chirurgicales congénitales* de Kirmisson ; la communication de Tedenat au Congrès de chirurgie (1896), les articles de Tuffier (*Gazette des hôpitaux*), de Sébileau (*Traité de chirurgie de Le Dentu et Delbet*), les communications de Gérard-Marchant, Félizet, les cliniques de Duplay (1900), de Lucas-Championnière (1900), les thèses de Mazeyrie et de Foliadès sur l'ectopie inguinale, les rapports de Kirmisson (1901), Lucas-Championnière (1902) à la Société de chirurgie avec la discussion qui suivit (P. Delbet), Quénu, Félizet, Moty et Delorme), les travaux de Mignon (1902), Coudray (1901-1902), d'Arrou, de Villemin, Broca, Guelliot.

Plus récemment encore il faut citer les thèses de de Raymond (Montpellier, 1903), de Klein sur l'ectopie périnéale du testicule (Paris, 1906), d'Iser (Paris, 1906), les deux rapports de Villard et de Souligoux au Congrès de chirurgie de 1906 avec les nombreuses communications apportées à ce Congrès par tous les chirurgiens.

Parmi les travaux étrangers il faut signaler en Allemagne ceux de Ziebert (1898), de Bayer (1896), de Nicoladini (1898), de Cotto Lang (1905), de Winivarter.

En Angleterre et en Amérique il faudrait citer ceux de Bidwel (1893), de Walker (1893), de Madden.

Enfin à côté de ces travaux purement chirurgicaux les nombreuses études sur le développement du testicule (Debierre, Sébileau, Bramann, O. Frankl, Soulié, etc.), sur la glande à sécrétion interne (Regaud, Ancel et Bouin, etc., rapportés plus loin en détail), sur la circulation artérielle du testicule (Arron, Colles, Jarisch), sont venues compléter sur bien des points la connaissance du testicule ectopique et ont servi de base à la thérapeutique de cette affection.

ANATOMIE PATHOLOGIQUE
DU TESTICULE ECTOPIQUE

Le testicule développé dans la région lombaire en dedans du corps de Wolff descend successivement à la région iliaque, puis à la région inguinale, s'engage dans le canal et finit par atteindre les bourses. Cette descente qui commence au deuxième mois de la vie intra-utérine n'est pas encore entièrement effectuée au moment de la naissance, elle continue encore jusqu'à ce que le testicule ait atteint le fond du scrotum.

L'absence de testicule dans une des bourses (monorchidie) ou dans les deux (cryptorchidie) peut provenir soit de l'arrêt du testicule dans sa descente, soit de la mauvaise direction prise par la glande. Dans le premier cas il y a migration incomplète ou, suivant l'expression de Kocher, rétention du testicule, dans le second cas il y a migration anormale ou ectopie proprement dite.

Suivant le siège du testicule on a pu distinguer un certain nombre de variétés et de sous-variétés qu'on trouve réunies dans le tableau ci-dessous :

Migration incomplète ou rétention	Abdomino-lombaire. Iliaque. Rétro-pariétale. Inguinale	Interne. Interstitielle. Externe.
	Cruro-scrotale.	
Migration défectueuse ou ectopie	Abdominale. Crurale. Périnéale.	

Naturellement chacune de ces variétés peut être uni ou bilatérale.

Il importe d'étudier soigneusement l'anatomie pathologique de chacune de ces variétés, et surtout de l'ectopie inguinale qui est de beaucoup la plus fréquente.

Mais d'abord voyons comment s'effectue la descente du testicule et quels sont les agents de cette migration.

Situation primitive du testicule. — Si on considère la région lombaire d'un embryon à l'époque où le testicule n'a pas commencé sa descente, on voit que la glande génitale est placée en dedans du corps de Wolff et du canal de Wolff. Elle est allongée obliquement de haut en bas et de dehors en dedans et fixée par son pôle supérieur au diaphragme au moyen d'un ligament appelé ligament suspenseur et en bas par un autre ligament très important appelé le « gubernaculum testis ». Enfin le péritoine la recouvre et lui forme même un méso, le mésorchium de Seiler, qui fixe le testicule à la paroi lombaire.

Le gubernaculum de Hunter est un cordon qui s'étend du pôle inférieur du testicule au canal inguinal, il traverse ce canal et perfore l'aponévrose du grand oblique pour venir s'attacher à la peau de la région qui constituera le scrotum. A ce moment le gubernaculum ne paraît être qu'un amas cellulaire dense (processus vaginal de Tourneux) ; mais, d'après certains auteurs et notamment Klaatsch, il serait doublé d'expansions musculaires du petit oblique et du transverse qui remontent le long de sa portion abdominale.

Godard a décrit au gubernaculum trois faisceaux : un faisceau externe fixé à l'orifice profond du canal inguinal, un faisceau interne fixé au pubis et un faisceau moyen fixé au scrotum, chacun d'eux aurait son action dans la descente du testicule.

Descente du testicule. — On peut avec Soulié reconnaître cinq stades dans la descente du testicule :

1° *Stade de la descente relative :* qui va jusque vers la fin du troisième mois, le gubernaculum s'allonge et le testicule ne paraît descendre que par l'accroissement plus considérable des parties voisines.

2° *Stade de l'allongement proportionnel.* — Du quatrième au cinquième mois les bourses se soulèvent, le processus vaginal s'allonge ainsi que le reste du gubernaculum, le testicule reste en place.

3° *Stade de l'ascension temporaire.* — Pendant le sixième mois l'allongement du gubernaculum est tel que le testicule remonte de quelques millimètres dans la région lombaire, comme l'ont montré Bramann et Soulié.

4° *Stade de la descente.* — Du septième au neuvième mois le testicule est attiré en bas par le gubernaculum testis qui d'une part se raccourcit et d'autre part est entraîné par le fond du scrotum. Le testicule descend vers l'orifice inguinal interne et s'y engage.

5° *Stade de la migration complète.* — Du neuvième mois à la naissance le gubernaculum se raccourcit et se rétracte rapidement, la descente s'achève et le testicule vient occuper sa place au fond des bourses.

En général on attribue la descente du testicule au gubernaculum. Cleland, Kœlliker, Bramann, Sappey et Hertwig disent que le gubernaculum est un ligament d'arrêt amarrant la glande à distance constante du fond des bourses : cette théorie est insoutenable après les recherches de Soulié et Tourneux indiquées ci-dessus.

Curling et Godard admettent au contraire qu'il y a contraction active des fibres musculaires, qui, émanées du grand et du petit oblique, constituent dans leur trajet rétrograde vers le testicule le cône inguinal de Klaatsch. Pour Godard le faisceau externe amènerait le testicule à l'orifice inguinal profond, le faisceau interne lui ferait traverser le canal inguinal. Alors interviendrait le faisceau moyen qui, selon l'expression de Farabeuf, agit à la façon d'un bras introduit dans un bas pour le retourner : il amène le testicule au fond des bourses.

Tourneux n'admet pas ce rôle actif du gubernaculum : ces fibres musculaires, dit-il, ne prennent aucune part à la descente : elles font d'ailleurs entièrement défaut dans le gubernaculum des ruminants et des solipèdes.

On voit que l'explication de la descente du testicule n'est pas encore clairement établie.

A la descente du testicule est lié le développement du processus péritonéo-vaginal, diverticule de la grande séreuse qui est destinée à former l'enveloppe du testicule. Il est important pour nous de connaître ce développement qui explique la disposition des hernies concomitantes du testicule ectopique.

De bonne heure, on voit se former au niveau de l'orifice inguinal profond une petite fossette : la fossette vaginale qui ne tarde pas à augmenter de dimensions et à former un canal, le canal péritonéo-vaginal qui s'enfonce dans le canal inguinal au-devant du gubernaculum.

Cette dépression péritonéale précède toujours un peu le testicule dans sa descente ; néanmoins la progression des deux organes est simultanée et les obstacles qui déterminent l'arrêt du testicule arrêtent du même coup le développement du processus vaginal.

Les rapports entre ces deux organes ont été diversement envisagés par les anatomistes. Ainsi Hyrtl pense que le testicule refoule seulement au-devant de lui la séreuse : la vaginale est une formation secondaire. Mais le cône vaginal qui est préexistant est au contraire indépendant pour la majorité des auteurs : Kœlliker, Henle, Hertwig, Broca, Tuffier, Bezançon : cette théorie paraît justifiée par ce fait que le processus vaginal existe chez la femme et chez les animaux à testicules abdominaux.

Enfin au point de vue qui nous occupe il est intéressant de savoir que le testicule ectopique peut s'accompagner d'un diverticule péritonéal descendant jusque dans le scrotum, ce qui indique bien une certaine indépendance de ces deux phénomènes concomitants : descente du testicule et formation de la vaginale.

Théories pathogéniques de l'ectopie testiculaire. —Nous les indiquerons brièvement, car elles ne prêtent pas à des considérations pratiques au point de vue thérapeutique. On peut diviser ces théories en deux classes :

1° Celles qui expliquent l'arrêt du testicule par un obstacle matériel que lui opposent les organes voisins ;

2° Celles qui voient dans l'ectopie un défaut de fonctionnement dans la mécanique du développement.

Pour suivre les différents obstacles que le testicule peut rencontrer sur sa route, reprenons sa marche de la région lombaire vers le scrotum.

Dans l'abdomen on a signalé (Cloquet, Wrisberg) des adhérences péritonéales entre le testicule et les organes voisins : côlon, grand épiploon, etc. Simpson a vu le testicule fixé par des adhérences au plancher de la fosse iliaque. Wood a vu l'épididyme fixé à l'S iliaque par trois brides fibreuses. Jobert et Curling ont signalé des lésions analogues. A l'entrée du canal inguinal, l'arrêt de la glande a pu s'expliquer par une disproportion trop considérable entre le volume de la glande et les dimensions du canal. Delasiauve, Kocher, Retzius chez l'homme, Cadiot chez l'animal ont vu des faits de ce genre. Chez un malade de Legendre le testicule basculé en présentation défectueuse s'offrait en travers à l'orifice profond du canal inguinal. Dans le canal lui-même on a signalé des adhérences du testicule aux parois (Duplay, Bezançon); mais Jaboulay pense qu'il s'agit dans la plupart des cas d'une péritonite herniaire adhésive.

Enfin c'est à l'orifice externe du canal inguinal que les auteurs ont le plus fréquemment signalé des brides fibreuses, des cloisons aponévrotiques, obstruant, cloisonnant ou rétrécissant cet orifice et allant s'attacher aux piliers ou aux organes voisins : On a voulu voir dans ces brides des faisceaux du gubernaculum vicieusement disposés.

Quant à la brièveté des éléments du cordon vasculaire, d'après tout ce qu'on sait de l'anatomie des organes ectopiques, il paraît bien certain que c'est là un phénomène secondaire : les vaisseaux suivent l'organe et se développent autant qu'il est nécessaire ; si l'organe s'arrête en route, les vaisseaux ne poursuivent pas leur développement : ce qui est vrai pour tous les autres organes doit l'être également pour le testicule. On voit qu'à toutes les théories qui tentent d'expliquer l'ectopie du testicule par un obstacle mécanique, on peut objecter qu'il s'agit là non d'une disposition primordiale, antérieure à l'arrêt, mais au contraire d'une disposition secondaire, consécutive à cet arrêt.

Les autres théories qui voient dans un trouble de la mécanique embryologique l'explication de l'anomalie incriminent surtout le gubernaculum : Godard qui a décrit trois faisceaux à l'appareil gubernaculaire voit dans l'absence ou l'insuffisance d'un de ces faisceaux la cause essentielle de l'ectopie. Mais Sébileau s'est élevé fortement contre cette théorie et a montré que la description de Godard était loin d'être solidement établie par la dissection.

En résumé les diverses théories pathogéniques proposées ne sont que des hypothèses fragiles auxquelles manque, et pour cause, comme dans toutes les malformations congénitales la vérification expérimentale.

Un fait intéressant et qui paraît hors de doute c'est qu'il faut considérer l'ectopie testiculaire avec la plupart des malformations congénitales comme un signe de dégénérescence, car on la rencontre souvent chez les dégénérés et l'affection semble héréditaire.

L'hérédité directe a été signalée dans un certain nombre de cas, par Gosselin, Lockmer, Godard, Houzelot, Ruland et Vidal ; mais elle est souvent bien difficile à établir, car chez l'adulte la hernie prime tout et l'ectopie peut être masquée.

La fréquence de l'ectopie chez les dégénérés a été signalée par M. Bourneville et Sollier et par Féré qui regarde toutes les malformations comme un signe de dégénérescence.

Nous allons, après cette digression sur la pathogénie, décrire de plus près l'anatomie pathologique des diverses variétés d'ectopie testiculaire. Nous envisagerons ensuite la valeur du testicule en tant que glande à sécrétion externe, puis comme glande à sécrétion interne; enfin une question anatomo-physiologique fort intéressante à résoudre tout d'abord c'est le mode de nutrition du testicule et la valeur des divers éléments vasculaires du cordon.

Étude anatomique des diverses variétés d'ectopie

A. — ECTOPIES PAR ARRÊT DE LA MIGRATION

I. — *Ectopie lombaire ou sous-rénale.* — Cette forme extrêmement rare puisqu'on n'en connaît que trois cas authentiques rapportés par Cruveilhier, Olivier d'Angers et Geoffroy Saint-Hilaire, a peu d'intérêt pour nous car elle ne se prête à aucune tentative thérapeutique.

II. — *Ectopie iliaque.* — Elle est plus fréquente : le testicule repose sur le plancher de la fosse iliaque et on peut arriver à le sentir chez les sujets jeunes ou maigres en déprimant la paroi. Le péritoine enveloppe plus ou moins le testicule et l'épididyme en leur formant un court méso.

III. — *Ectopie rétro-pariétale.* — Ce n'est qu'une variété de la précédente : le testicule n'a pas encore pénétré dans le canal inguinal : il est situé juste à l'entrée de ce canal du côté du ventre.

Dans ces deux variétés, mais surtout dans la rétro-pariétale, la séreuse a pu s'engager dans le canal inguinal et y constituer un cul-de-sac, ébauche de vaginale qui

amorce une hernie. Les intestins peuvent pénétrer dans
ce sac incomplet qui n'a pas de collet et le distendent
peu à peu, de sorte que si la hernie se développe et pénètre dans le canal inguinal et descend même dans les
bourses, le testicule, lui, reste en place dans l'abdomen et
pourrait passer inaperçu (surtout quand elle est franchement iliaque) au cours d'une cure radicale de hernie. Il
s'agit en somme dans ce cas d'une hernie mixte moitié
congénitale et moitié acquise.

IV. — L'ectopie inguinale est de beaucoup la plus fréquente, aussi est-il nécessaire de l'étudier avec quelques
détails.

Elle présente, suivant la division donnée par Lecomte
trois sous-variétés : interne, externe ou interstitielle. On
peut y ajouter le type flottant décrit par Dumoulin : il
s'agit de ces cas où le testicule rentre et sort du canal au
moindre effort.

Le testicule inguinal est souvent mobile chez les jeunes
sujets, mais chez l'adulte il contracte des adhérences qui
le fixent dans sa situation anormale : la glande a ordinairement son grand axe allongé dans le sens du canal inguinal : sa face externe regarde en avant ; les adhérences
peuvent être de deux sortes : fibro-musculaires et péritonéales ; bien souvent elles paraissent dues en partie au
port d'un bandage défectueux.

L'épididyme du testicule inguinal est ordinairement
normal, il peut cependant être flottant, surtout si le testicule est petit, atrophié ; dans quelques cas l'épididyme
est en quelque sorte déroulé, il a continué son chemin
vers les bourses tandis que le testicule restait dans la
région inguinale.

Il arrive souvent aussi que le canal déférent a conservé
ses dimensions normales et pour gagner le testicule il est
obligé de se replier sur lui-même. Cependant si la brièveté congénitale du canal déférent est excessivement rare,
elle existe cependant et peut se présenter au chirurgien.

Hubbard, John Wood, Pierre Delbet, Broca, Le Dentu, Lucas-Championnière et Jalaguier ont constaté cette brièveté du canal déférent, qui obligea ces auteurs à recourir aux méthodes que nous signalerons tout à l'heure.

Dans d'autres cas ce sont les vaisseaux du cordon qui sont congénitalement courts. Lucas-Championnière, Bidwel, Berger, Mignon, Routier, Autefage et Aubertin, Guinard, Liebert, Bayer, Walton, Madden, etc., ont observé cette brièveté qui nécessite dans certains cas des manœuvres dont la valeur est à discuter.

Les modifications du canal péritonéo-vaginal présentent un grand intérêt chirurgical. En effet plus souvent que le déférent et que les vaisseaux c'est le canal vagino-péritonéal qui fait obstacle à la descente du testicule comme Forgue l'a bien fait remarquer.

D'autre part la présence du conduit vagino-péritonéal explique la hernie inguinale si fréquente dont la cure radicale est le complément nécessaire de toute orchidopexie.

On peut observer trois dispositions différentes :

1· Le canal vagino-péritonéal peut rester en communication avec le péritoine comme cela s'observe à l'état normal dans toutes les espèces animales, et alors on voit s'étendre jusqu'au fond du scrotum un long conduit vagino-péritonéal ouvert.

2· Il peut subir une oblitération partielle, une sorte de rétrécissement annulaire qui ne laisse persister qu'un orifice entre la vaginale et le péritoine.

3· Il peut être complètement oblitéré, juste au-dessus du testicule qui présente alors une vaginale isolée.

Ce conduit péritonéo-vaginal s'accolant aux bords des éléments du cordon les plisse et empêche le testicule de s'abaisser. Quand il est oblitéré, le cordon fibreux qui le remplace forme une adhérence solide entre la vaginale adhérente elle-même au testicule et l'infundibulum du péritoine, de sorte que lorsqu'on tire sur le testicule on déprime l'infundibulum qui s'engage dans le canal inguinal.

De la forme du canal vagino-péritonéal dépend le type de hernie qui l'accompagne. Quand le conduit n'est pas oblitéré, ce qui est le cas le plus fréquent, l'intestin atteint le testicule et même le dépasse, descendant parfois au delà du canal inguinal : c'est alors qu'on rencontre souvent à la surface d'un sac herniaire un cordon étalé avec un canal déférent étiré et flexueux, qui laisse facilement abaisser le testicule. Dans ce cas le sac herniaire est en grande partie acquis.

Lorsqu'il y aura oblitération incomplète du canal au voisinage du testicule, un type de hernie plus rare peut se constituer : c'est la hernie enkystée de la tunique vaginale.

L'anse intestinale a forcé le diaphragme sus-jacent au testicule et vient flotter à son contact direct ou indirect quand la sécrétion d'un peu de liquide a fait une hydrocèle de la cavité vaginale insuffisamment close.

Parfois le diaphragme qui sépare le cul-de-sac péritonéal de la vaginale n'est percé que d'un étroit orifice : l'intestin ne s'y engage pas normalement, mais il peut y pénétrer accidentellement et s'y étrangler. On en a signalé quelques cas.

On a signalé des cas de hernie propéritonéale avec deux diverticules : l'un vide ou non correspond au testicule et au canal inguinal ; l'autre formé sans doute aux dépens d'un de ces diverticules para-inguinaux étudiés par Krönlein, s'étale sous la paroi musculaire, décollant le péritoine sur une étendue qui peut être considérable.

Tillaux a signalé des cas de hernie inguino-interstitielle où le sac s'étale en pleine paroi entre le grand oblique et les deux autres muscles.

Enfin on a pu dans quelques cas voir le sac herniaire s'étaler sous la peau au-devant du grand oblique.

B. — ECTOPIES PAR MIGRATION ABERRANTE

Au cours de sa descente, le testicule peut perdre sa route et au lieu de rester simplement en chemin, il s'égare dans des régions où le testicule normal n'a jamais passé.

Ces ectopies par migration aberrante peuvent être ramenées à trois groupes, qui sont :

1° L'ectopie rétro-vésicale ;

2° L'ectopie crurale profonde ;

3° L'ectopie extra-pariétale avec ses variétés très nombreuses mais dont l'ectopie périnéale est de beaucoup la plus fréquente.

On peut y joindre le curieux cas rapporté par Halstead et décrit par cet auteur sous le nom d'ectopie testiculaire transverse.

1° *L'ectopie rétro-vésicale est extrêmement rare.* — On connaît le cas de Charpy et Desforges-Mériel qui ont trouvé le testicule dans le petit bassin, fixé dans le cul-de-sac de Douglas un peu au-dessus et en dehors de la vésicule séminale du même côté.

2° *L'ectopie crurale profonde.* — Sous le nom d'ectopie crurale du testicule on désigne deux dispositions tout à fait différentes : en effet le testicule peut arriver à la région crurale, soit en passant à travers l'anneau crural, soit en passant à travers le canal inguinal. C'est à la première catégorie de faits qu'on donne le nom d'ectopie crurale profonde.

Vidal de Cassis rapporte qu'il a vu le testicule sortir par le canal crural et se renverser sur le ventre, comme une hernie crurale à sa seconde période : le canal inguinal donnait passage à une entérocèle.

Scarpa rapporte un cas analogue : le testicule sorti par le canal inguinal était rentré dans le ventre pour sortir à nouveau, mais cette fois par l'anneau crural.

Eckard a aussi observé la sortie de la glande par le canal inguinal d'abord et par le canal crural ensuite.

On connaît environ actuellement une douzaine de cas de cette ectopie crurale profonde qu'il ne faut pas confondre avec l'ectopie crurale superficielle.

3° L'ectopie extra-pariétale aberrante comprend tous les cas dans lesquels le testicule sorti du canal inguinal a glissé sous la peau dans une région autre que le scrotum.

C'est d'abord l'ectopie sous-abdominale, dans laquelle la glande a glissé au-devant de l'anneau inguinal externe sous la peau de l'abdomen : on connaît les cas de Marotte, de Salzmann, de Grüber, de Doloro et Lericho.

C'est ensuite l'ectopie cruro-scrotale ou crurale superficielle, dans laquelle la glande sortie du canal inguinal est venue se placer en dehors de lui dans le pli cruro-scrotal. Le plus souvent la glande est mobile et peut être repoussée dans la région inguinale, aussi sa reposition a pu être pratiquée avec succès dans un certain nombre de cas.

L'ectopie pubo-pénienne a été signalée par Popow qui en a rapporté deux cas.

Enfin, Guermonprez et Poupart ont décrit un cas d'ectopie pénienne dans lequel le testicule gauche avait glissé sous la peau de la partie droite de la verge.

Il nous reste à décrire l'ectopie périnéale, mais tandis que les malformations précédentes sont exceptionnelles, l'ectopie périnéale est au contraire assez fréquente et a donné lieu à de nombreux travaux. Aussi insisterons-nous plus longuement sur cette variété.

ECTOPIE PÉRINÉALE. — *Topographie.* — *Mobilité.* — La situation exacte que peut occuper le testicule dans le périnée varie assez peu : elle est toujours comprise entre une ligne passant, en avant, derrière la racine des bourses, en arrière, au-devant de l'anus. C'est toujours latéralement, en dehors du raphé périnéal, que l'on trouve l'organe ; jamais on ne signale qu'il ait passé en arrière de la ligne bi-ischiatique, qui passe devant l'anus. C'est donc dans le périnée antérieur que se place le testicule.

Mais, quelquefois, il franchit la limite extrême de la région et se trouve en dehors de la branche ischiopubienne correspondante; il empiète alors sur la région interne de la cuisse, séparée du périnée par le pli de flexion génito-crural, continuation directe du pli inguinal en avant et du pli fessier en arrière.

De là la division proposée par Bilton Pollard en ectopie périnéale vraie et en ectopie scroto-fémorale; encore que ce dernier terme ne soit pas tout à fait exact, car il prête à confusion avec la variété cruro-scrotale de Godard, admise par tous les auteurs et où le testicule, sorti du tunnel inguinal, s'insinue dans le pli cruro-scrotal.

Weinberger estime à 10 °/. la proportion de fréquence de cette sous-variété scroto-fémorale dans laquelle rentrait le cas de Bilton Pollard, en particulier, et dans laquelle rentre également la première de nos observations personnelles.

Quoi qu'il en soit, dans la sous-variété périnéale vraie, on trouve le testicule ayant son grand axe longitudinal orienté d'avant en arrière, souvent légèrement oblique de dehors en dedans, à une très faible distance du raphé et plus ou moins en avant et en dehors de l'orifice anal.

Dans la variété scroto-fémorale, la direction est à peu près la même, mais elle est reportée à deux, trois ou quatre travers de doigt en dehors, sur la face interne de la cuisse, à peu de distance du pli de flexion génitocrural.

La glande occupe dans cette région une place toute superficielle dans le tissu cellulaire, sous les téguments dont l'aspect n'est nullement modifié, qui ne sont ni amincis, ni tendus et auxquels elle n'adhère jamais. Sa mobilité est variable; elle glisse très souvent, avec une remarquable facilité, dans les régions avoisinantes : Godard l'a fait remonter dans le pli cruro-scrotal, Kocher jusque dans l'abdomen; Ledwich même a pu la faire passer momentanément dans le scrotum.

Dans le cas de Jalaguier, on a pu l'amener jusqu'au-devant de l'orifice inguinal.

Aussitôt cependant qu'on l'abandonne à lui-même, le testicule reprend spontanément sa situation défectueuse.

Dans quelques cas, la fixité a été notée : Pollard dit que le testicule était « peu mobile » chez son malade.

Baudry, de Lille, a constaté que « l'organe était absolument fixe » : il en est de même dans le cas de Flanagan.

Dans la généralité des cas, le testicule, l'épididyme et le canal déférent sont respectivement placés dans leurs rapports normaux ; nous n'avons pas relevé d'anomalie comparable à la disposition, signalée par Pollin ou par Deville pour l'ectopie inguinale, et où l'épididyme et le canal déférent, abandonnant le testicule arrêté dans sa marche, étaient descendus plus bas que lui.

Disposition du péritoine. — Comment se comporte la séreuse de la grande cavité abdominale vis-à-vis de la vaginale du testicule ectopié en position périnéale ?

On sait que le processus de migration du testicule est intimement lié à celui de la formation de la vaginale ; c'est là un point actuellement établi. Le prolongement du péritoine précède de quelques millimètres seulement le testicule, et l'on n'a jamais vu se développer de vaginale là où il n'y avait pas de testicule.

L'on peut ramener à quatre dispositions la manière dont se comportent réciproquement les deux séreuses, péritoine et vaginale:

1° Ou bien elles restent en large communication : c'est la grande majorité des cas : l'on a alors un sac herniaire congénital, testiculaire ;

2° Ou bien la vaginale subit une oblitération partielle, ne laissant subsister qu'une communication étroite avec le péritoine ; dans ces cas il y a le plus souvent pointe de hernie, amorce tout au moins ;

3° L'oblitération est quelquefois complète et siège juste au-dessus du testicule ; c'est la disposition idéale, normale : « Chacun reste chez soi », les cas sont plus rares, mais ils existent ;

4° Enfin l'on peut voir l'oblitération se faire au delà du pôle supérieur du testicule : on a alors une vaginale communiquant avec un canal vagino-péritonéal, mais s'arrêtant à faible distance de l'orifice inguinal. Pas de hernie et disposition favorable à l'hydrocèle congénitale ou aux kystes du cordon.

Mais si l'on peut trouver des exemples de ces diverses dispositions, il faut reconnaître que la première, où les deux séreuses communiquent, et où il y a hernie congénitale, doit être considérée comme la règle et les autres les exceptions.

Dans un cas de Jalaguier où l'on n'avait pas noté de hernie à l'examen du malade, on trouva à l'opération un orifice péritonéal large de 2 à 3 millimètres, véritable hernie en puissance.

Il importe donc de bien vérifier avant de conclure à l'absence de toute communication entre vaginale et péritoine.

Rapports avec l'intestin. — Dans certains cas, très rares il est vrai, l'on a signalé coïncidant avec une ectopie périnéale, une hernie à contenu intestinal.

Tel est d'abord le fait de Goyrand (d'Aix), qui opérant une hernie étranglée descendue dans le périnée, aperçut distinctement le testicule à nu dans la partie postérieure du sac.

De même, l'observation de Malgaigne porte que, par suite du non-développement de la bourse correspondante, résultant lui-même d'un arrêt du testicule à l'aine, l'intestin hernié, ne pouvant pénétrer dans le scrotum, avait glissé sous la peau du périnée, et « arrivait jusqu'à un centimètre en avant de l'anus ».

Ces deux faits, exceptionnels il est vrai, confirment donc la possibilité d'une hernie à contenu intestinal, accompagnant un testicule en ectopie périnéale.

État du scrotum. — La disposition du scrotum dans l'ectopie périnéale est absolument digne d'être notée ; du reste tous les auteurs en font mention.

Comme presque tous les cas ont trait à des anomalies unilatérales, il est d'abord asymétrique, le côté où le testicule est normal ne présentant pas de modification.

Mais le côté du testicule ectopié est toujours réduit, atrophié, souvent rudimentaire, quelquefois complètement absent : dans l'observation de Godard et la figure qui l'accompagne, on peut voir jusqu'à quel point l'asymétrie est complète ; tout à fait glabre et lisse, la peau ne présente à partir du raphé médian, sous le pénis, aucun des caractères habituels du scrotum.

Nous ne rappellerons pas la discussion pathogénique qui s'est élevée à ce sujet, l'état rudimentaire du scrotum devant, selon nous, être considéré comme la conséquence et non la cause de l'ectopie elle-même.

État du cordon. — La position basse, éloignée de l'anneau inguinal externe, qui est celle qu'occupe le testicule au périnée, indique suffisamment que le cordon doit avoir une longueur au moins normale, sinon exagérée ; ce n'est donc pas lui qui créera un obstacle, lorsqu'il s'agira de ramener la glande dans le scrotum.

On sait en effet qu'à ce point de vue Lucas-Championnière classe les ectopies en deux variétés :

« Les unes, légères, curables par le massage et les tractions parce que le cordon est suffisant, et les autres rebelles aux moyens de douceur et même d'opération sanglante, parce que le cordon ne cède pas. »

Si nous faisons, et pour cause, des réserves sur « la curabilité par le massage et les tractions » de notre variété, nous constaterons avec Lucas-Championnière qu'elle rentre dans la première catégorie des ectopies non rebelles, — et nous ajouterons — mais grâce à l'intervention sanglante.

Nous n'avons trouvé nulle part signalé un inconvénient résultant d'adhérences particulières du cordon, et nous ne croyons pas qu'il faille s'y arrêter. Enfin il nous reste à décrire une variété rare d'ectopie :

Halstead a rapporté un curieux exemple d'ectopie testiculaire qu'il appelle l'ectopie testiculaire transverse : il n'a pu en découvrir que deux cas semblables dans la littérature.

Voici le cas d'Halstead :

Un homme de 49 ans, porteur d'une hernie inguinale gauche devenue irréductible, se fit admettre à l'hôpital pour en subir la cure radicale. Après avoir libéré les anses intestinales un peu adhérentes et les avoir refoulées, on s'occupa de séparer le sac du cordon spermatique. On s'aperçut alors que ce dernier était d'un volume considérable ; en le suivant par en bas, on fut assez étonné de le voir aboutir à une formation qui dans son ensemble figurait assez bien l'utérus et ses annexes. Cette apparence était tout simplement due aux deux testicules qui transversalement placés, un peu en avant et de côté par rapport au cordon, étaient unis par les tiers moyen et postérieur de leurs épididymes. Ceux-ci adhéraient assez lâchement aux bords inférieurs de leurs testicules respectifs ; de plus ils étaient hypertrophiés, grâce sans doute à une certaine abondance de tissu cellulaire ou fibreux ; comme ils descendaient plus bas que le niveau des testicules, ils représentaient assez exactement un utérus. De plus entre les épididymes de chaque testicule il y avait une bande de tissu conjonctif séreux dont l'aspect rappelait les ligaments larges. Les cônes efférents qui partaient des épididymes étaient élargis grâce à l'épaississement de leurs gaines fibreuses et cheminaient sans se réunir jusqu'un peu au-dessous de l'anneau inguinal externe ; là ils se fusionnaient pour former un gros canal déférent. Il y avait deux artères et deux faisceaux de veines. Grâce à l'abondance du tissu conjonctif engainant, le cordon présentait, au niveau de l'anneau, 3 centimètres de diamètre ; les testicules étaient pourtant petits. Les deux testicules étaient renfermés dans les mêmes enveloppes scrotales.

Comme il n'y avait aucune indication à l'extirpation, le tout fut laissé en place et le malade guérit sans incidents. Quant à la malformation, elle peut être attribuée à une fusion des deux canaux de Wolff, comme celle qui se produit entre les deux canaux de Müller chez la femme.

Après avoir envisagé l'anatomie topographique des diverses variétés d'ectopie il nous reste à considérer un certain nombre de problèmes anatomo-physiologiques dont la solution est nécessaire à quiconque veut opérer sur le testicule ectopié.

Nous allons considérer successivement les trois points suivants :

1° Quelle est la valeur du testicule ectopique, considéré comme glande à sécrétion externe ;

2° Quelle est la valeur du testicule considéré comme glande à sécrétion interne.

La solution de ces deux problèmes est, on le comprend, fondamentale : car de là découlera la conduite à suivre: ablation d'un organe sans valeur, ou conservation d'un organe dont les fonctions sont encore utilisables. Dans ce dernier cas, il nous reste à considérer le troisième point.

3° Quelle est la vascularisation du testicule et jusqu'à quel point a-t-on le droit de couper les différentes sources artérielles quand on veut conserver la glande ?

**Valeur du testicule
considéré comme glande à sécrétion externe**

Il faut tout d'abord se demander quelle est la valeur du testicule ectopié au point de vue histologique.

Le premier qui s'est livré à des études suivies sur ce sujet est certainement Godard.

Cependant il avait été précédé dans cette voie par Follin et Goubaux, lesquels avaient examiné plusieurs cas d'ectopie testiculaire. Follin et Goubaux avaient établi que le testicule ectopique est un organe atrophié : « Par des dissections et des examens microscopiques, je suis, je crois, parvenu, dit Follin, à établir que presque tous les testicules retenus à l'anneau ou dans l'abdomen subissent dans leur volume ou dans leur texture des modifications profondes. Ainsi la plupart des testicules sont atrophiés. La plupart ainsi éprouvent une grave altération dans leur texture ; les canalicules séminifères se résorbent et les cloisons fibreuses qui seules persistent, donnent à la substance testiculaire l'apparence de tissu fibreux. Dans d'autres cas j'ai trouvé ces testicules envahis par une infiltration graisseuse.

Godard a examiné huit cas de testicule ectopique et il résume ainsi ses recherches :

Le testicule non complètement descendu est seulement moins volumineux que celui qui est dans le scrotum, de plus quelquefois sa consistance est moindre.

Loin d'être à l'état fibreux ou graisseux, son parenchyme est absolument identique à celui de la glande qui est descendue. Les canalicules qui le composent s'effilent parfaitement, peut-être mieux ; de plus ils ont le même aspect, et à l'œil nu et sous le champ du microscope. Comme nous l'avons vu et fait constater bien des fois, sur une coupe, il serait impossible de les distinguer l'un de l'autre. Mais pourquoi le testicule qui n'est pas dans le scrotum ne sécrète-t-il pas de spermatozoïdes ? Est-ce parce qu'il est à l'état fibreux ou graisseux ?

Les faits répondent négativement à cette question.

Est-ce parce qu'il est comprimé ? Mais alors la glande qui est dans l'abdomen ou dans le pli cruro-scrotal devrait fonctionner.

Nous appuyant sur ce fait que dans tous les cas d'ectopie que nous avons observés, le testicule était fixe et immobile dans le lieu qu'il occupait, nous pensons que le testicule non complètement descendu ne sécrète pas de spermatozoïdes, parce qu'il n'a pas la mobilité qui lui est propre et dont il jouit dans le scrotum où à chaque instant il est soumis aux contractions du crémaster.

L'étude du testicule ectopique a été reprise récemment par Monod et Arthaud, par Variot et Bezançon, Félizet et Branca, Cunéo et Lecène, etc.

Il faut considérer le testicule avant et après la puberté, et chez l'adulte.

1° *Le testicule ectopique avant la puberté.* — Albuginée épaisse.

Lobulation conservée.

Épithélium intact, mais grande abondance de tissu conjonctif entre les tubes spermatiques.

On observe souvent des anomalies dans les voies d'excrétion.

Parfois on note l'existence de kystes de l'épididyme.

2° *Le testicule ectopique après la puberté.* — Albuginée épaissie et fibreuse.

Tubes séminifères creux ou pleins. Quand ils sont pleins c'est que la lumière est encombrée par des produits de desquamation.

Lobulation du testicule beaucoup moins nette que chez l'enfant.

La paroi propre du tube est épaissie. L'épithélium est très altéré: Félizet et Branca qui l'ont bien étudié ont trouvé des formations columnaires ou coniques implantées perpendiculairement ou obliquement, sur la paroi propre, disposées sur une seule rangée, et se présentant en nombre très variable suivant les tubes considérés: elles sont souvent infiltrées de graisse et l'infiltration atteint une cellule isolée ou se localise au contraire dans toutes les cellules d'un tube, d'une région testiculaire. Elle peut même se généraliser à tout le revêtement testiculaire.

Cette infiltration graisseuse se montre comme un semis de fins globules qui semble n'avoir aucune tendance à se réunir en boules volumineuses. Ce semis est surtout localisé dans la région cellulaire, étendue entre le noyau et la membrane propre.

Les kystes de l'épididyme sont fréquents : l'infiltration graisseuse de l'épithélium du canal déférent est habituelle. En tous cas les altérations portant sur les voies d'excrétion ne sont pas bien considérables et il faut voir surtout dans les lésions portant sur les épithéliums la caractéristique de l'ectopie testiculaire.

3° *Le testicule ectopique chez l'adulte.* — C'est ici qu'on trouve les lésions les plus marquées. En dehors des précédentes on observe des dégénérescences variées des cellules de Sertoli.

a) Les cellules tombent par desquamation dans la lumière du tube séminifère ;

b) Le noyau est dégénéré et chromatolysé ;

c) La cellule sertolienne subit une dégénérescence aqueuse — graisseuse — granuleuse ou hyaline.

Quant aux cellules de la lignée séminale (spermatogonies, spermatocytes, spermatides), elles sont en général dégénérées ou absentes. Le noyau des spermatogonies est chromatolysé en totalité ou en partie, la chromatine nucléaire se présente sous forme de grumeaux chromatiques disposés en croûtes et formant un revêtement discontinu à la face interne de la membrane nucléaire. Les spermatocytes se trouvent souvent à l'état de mitose. Quant aux spermatides elles manquent le plus souvent.

Il peut arriver que quelques canalicules séminifères différencient leur épithélium jusqu'à l'élaboration de spermatozoïdes, ce qui expliquerait quelques rares faits de fécondité chez les cryptorchides. Mais dans l'immense majorité des cas, si le testicule peut atteindre, très rarement, le stade spermatide, il n'arrive jamais jusqu'au stade spermatozoïde. Félizet et Brauca s'expriment ainsi : « La glande ectopique prolonge outre mesure sa période de préspermatogénèse. Avant d'avoir élaboré des spermatozoïdes, elle rentre en régression. Elle brûle donc la plus importante étape de son évolution. A sa jeunesse prolongée succède une vieillesse précoce, sans période intercalaire de maturité. »

Ainsi les travaux des histologistes ont montré que le testicule ectopique est frappé dans ses éléments nobles, que la lignée séminale est arrêtée dans son développement et en un mot que c'est un organe mort tôt ou tard pour la fonction reproductrice.

Ces données sont confirmées par les recherches les plus récentes de Marion, Cunéo et Locène, Autefage et Aubertin, Demars.

Il est d'ailleurs impossible de distinguer macroscopiquement cette insuffisance fonctionnelle du testicule et la glande la mieux développée en apparence peut être sans valeur au point de vue de la reproduction.

On a donné diverses explications de la dégénérescence de la glande. On a accusé l'absence de mobilité, la compression du testicule.

Un fait semble bien établi, c'est que le testicule offre d'autant moins d'altérations qu'il s'est rapproché davantage de l'extérieur et l'ectopie inguinale du testicule paraît compatible avec un développement plus complet du parenchyme testiculaire. La cause inconnue qui a produit l'ectopie a exercé simultanément son action sur la structure de l'organe.

La sécrétion spermatique est donc annihilée d'une façon générale chez les sujets porteurs d'un testicule ectopique. A ce sujet il faut distinguer l'ectopie simple et l'ectopie double. Dans le premier cas il est bien évident que le testicule sain peut offrir une hypertrophie compensatrice remarquable. De Gaulejac a vu dans un cas le volume du testicule sain cinq fois plus considérable que celui du testicule ectopié. Avec un testicule infécond, la persistance d'un testicule sain en bonne situation peut assurer au sujet une valeur fécondante à peu près normale.

L'ectopie bilatérale est à ce point de vue plus intéressante et a donné lieu à de nombreuses discussions. Il faut considérer d'une part les caractères secondaires de la virilité (aspect physique, appétit sexuel, etc.) qui, nous le verrons plus loin, sont sous la dépendance de la glande à sécrétion interne, et la virilité réelle, c'est-à-dire la possibilité de pratiquer le coït.

Or il existe un bon nombre de cryptorchides qui ont conservé toutes les apparences extérieures de la virilité. Villard rapporte avec détails tous ces cas signalés par les anciens auteurs dans lesquels on signale des cryptorchides très portés vers les femmes : Gaspard, Bauhin, Diemerbroc, Rolphiucius, Simbold ont donné des observations typiques et Arnaud pense que « les hommes en qui les testicules sont cachés ont beaucoup plus de disposition que les autres pour la volupté. »

Cadiot, dans son article « Cryptorchidie », dit également que souvent les chevaux « pifs », c'est-à-dire cryptorchides, manifestent des désirs beaucoup plus puissants que les autres.

Il n'en reste pas moins acquis que les cryptorchides sont sans valeur au point de vue de la fécondation. Sur les animaux toutes les expériences bien faites ont été négatives, et celles qui paraissent positives sont toutes entachées d'erreur.

En est-il de même chez l'homme ? Tous les cryptorchides sont-ils nécessairement inféconds.

Riolan, Diemerbroc et plus récemment Lucas-Championnière rapportent des exemples de sujets ayant les testicules dans le ventre et ayant eu pourtant de nombreux enfants. Il est clair que ces faits ne sont rien moins que démonstratifs. Pourtant l'observation de Vidal d'Arras paraît assez probante. Il s'agissait d'un jeune homme qui avait une double ectopie inguinale des testicules : au cours de l'opération on se rendit vite compte qu'il serait impossible de descendre les testicules en bonne place. Fallait-il donc faire une castration ? L'auteur ne le pensa pas et avec raison, il remit les deux testicules dans le ventre, ferma soigneusement le trajet herniaire et fit une double prothèse testiculaire. Or, plusieurs années après, ayant perdu de vue ce malade, celui-ci lui écrivit pour lui annoncer qu'il était devenu père d'un garçon bien constitué ; une enquête démontra que l'accouchement avait eu lieu neuf mois et deux jours après le mariage.

Peut-être la stérilité des ectopiques généralement admise jusqu'ici n'est-elle pas aussi constante qu'on l'a cru.

Un fait beaucoup plus important à constater qu'une paternité souvent douteuse c'est la présence des spermatozoïdes dans le sperme. Or Beigel rapporte l'observation d'un cryptorchide abdominal, très vigoureux, dont le sperme examiné au microscope contenait de nombreux spermatozoïdes normaux.

Monod et Artaud ont vu également chez un jeune homme de vingt ans des spermatozoïdes normaux dans tous les tubes séminifères, et on pouvait y observer les différentes phases du travail karyo-kinétique spécial à la glande génitale.

Il serait intéressant de savoir pourquoi le testicule ectopique bien développé chez l'enfant reste stérile.

On a cherché expérimentalement à se rendre compte de l'influence de l'ectopie sur le testicule.

Frani (1891) ayant placé un testicule en ectopie chez le rat blanc a vu se produire l'atrophie de la glande qu'il attribue à la température trop élevée de la cavité abdominale.

Stilling (1892) a fait la même expérience chez le chien et constaté que le testicule s'atrophie au bout de deux ou trois mois.

Griffiths a fait des constatations analogues, que l'ectopie soit congénitale ou obtenue expérimentalement.

M. Souligoux pense qu'il faut chercher la cause de

l'atrophie du testicule dans le défaut de nutrition de l'organe.

Quand il est dans le canal inguinal, le testicule a ses vaisseaux comprimés par la contraction des muscles de l'abdomen au milieu desquels il est inclus.

Quand le testicule est dans le ventre, ses vaisseaux trop longs sont sinueux, pelotonnés sur eux-mêmes. D'après M. Souligoux, et c'est aussi l'avis de M. Félizet, c'est la vascularisation de l'organe qui est défectueuse: « Le testicule manquant de sang, dit M. Souligoux, ne peut amener ses produits à maturité et produire des spermatozoïdes, tel un vieil arbre manquant de sève produit encore des fleurs, mais ne peut arriver à en faire des fruits. »

Le testicule resté en ectopie ne peut atteindre sa maturité, il voit se prolonger sa période de préspermatogénèse, de plus il vieillit vite et subit de bonne heure la transformation sénile si toutefois l'on n'intervient pas pour placer l'organe dans de meilleures conditions.

Valeur du testicule ectopique envisagé comme glande à sécrétion interne

Il ne suffit pas pour juger de la valeur du testicule ectopique de considérer seulement celui-ci comme glande à sécrétion externe. Il est aujourd'hui démontré que le rôle de cette glande est double et qu'en dehors de sa sécrétion spermatique elle possède une sécrétion interne.

Kœlliker le premier décrit les cellules interstitielles du testicule qu'il considère comme de nature conjonctive. Henle presque en même temps, puis plus tard Hofmeister, Mihalkovicz, Reinke, Lubarsch reprennent cette description qui a été souvent refaite jusqu'aux travaux plus récents de Lennhossek, de Félizet et Branca et de Regaud, et surtout de Bouin et Ancel.

Ces cellules sont réparties entre les tubes séminifères en amas noirâtres : on en trouve même dans le corps d'Ilighmore, dans le réseau de Haller et dans les cloisons fibreuses. Ce sont des cellules arrondies ou polygonales. Lenhossek leur a décrit des prolongements qui n'ont pas été retrouvés par Regaud.

Le noyau est ovalaire, le protoplasma d'aspect alvéolaire. On trouve dans ces cellules du pigment, de la graisse et des cristalloïdes. Nous n'insistons pas sur les discussions nombreuses auxquelles ont donné lieu ces formations.

Les cellules interstitielles sont groupées en îlots ou en cordons qui paraissent systématisés autour des vaisseaux comme l'ont constaté Boll, Plabo, Cunéo et Lecène (dans un testicule ectopique).

Quelle est la nature des cellules interstitielles du testicule ? Plusieurs opinions ont été émises :

1° Pour Letzerich et Harvay ce seraient des cellules ganglionnaires nerveuses. Cette théorie est à peu près abandonnée aujourd'hui ;

2° Stieda, Messing, Mihalkoviez, von Lenhossek regardent les cellules interstitielles comme étant dérivées du rein primitif et de l'épithélium germinatif ;

3° Kœlliker, Leydig, von Ebner, Jacobson, Boll, Regaud, Bouin soutiennent la nature conjonctive des cellules interstitielles ;

4° Bardeleben croit à l'identité d'origine des cellules interstitielles et des cellules sertoliennes, à leur transformation les unes en les autres : ce qui justement est contredit par l'observation des testicules ectopiques ainsi que nous le verrons tout à l'heure ;

5° Les travaux récents de Bouin et Ancel et de Regaud démontrent que les cellules interstitielles ont une origine distincte des cellules séminales, elles sont d'origine mésenchymateuse et elles doivent être considérées comme un organe à part dans le testicule, organe à fonctions glandulaires qu'il est juste de désigner sous le nom de glande interstitielle du testicule.

Certains auteurs ont pensé que la glande interstitielle jouait un rôle nutritif vis-à-vis des cellules de la lignée spermatique (Plato-Bardeleben).

Mais des recherches plus récentes ont montré que la sécrétion des cellules interstitielles est indépendante du développement du tube séminal. Regaud et Policard en étudiant le testicule du porc, normal, impubère et ectopique, concluent que la fonction sécrétoire des cellules interstitielles s'établit avant la fonction spermatogénétique et qu'elle persiste alors que la fonction spermatogénétique ne s'est jamais établie (testicule ectopique). Il y a donc une indépendance relative, anatomique et fonctionnelle entre les cellules interstitielles et les tubes séminifères.

Regaud et Tournade ont montré en expérimentant sur le rat que les cellules interstitielles sont conservées après disparition de la spermatogénèse.

Ancel et Bouin ont étudié la glande interstitielle chez les cryptorchides, sujet sur lequel nous reviendrons dans notre deuxième chapitre. Chez les jeunes porcs cryptorchides, ils n'ont jamais vu de cellules séminales dans leurs testicules : cependant le tractus génital était chez eux en voie de développement et l'activité génitale était apparue chez les plus âgés. Habituellement on trouve dans le testicule des cryptorchides jeunes la glande interstitielle et le syncitium sertolien.

Chez l'un d'eux cependant, le syncitium sertolien n'existait pas. Ce porc âgé de six mois et demi possédait un tractus génital normalement développé. A côté de la glande interstitielle on trouvait dans le testicule une glande séminale embryonnaire. Cet exemple montre que le développement du tractus génital et des glandes annexes ne dépend pas plus du syncitium sertolien qu'il ne dépend des cellules sertoliennes.

Ces recherches ont montré l'indépendance de la glande interstitielle par rapport à la glande séminale, indépendance prouvée par :

a) L'ontogénèse. La glande interstitielle est déjà développée quand la glande séminale ne l'est pas encore.

b) Par la répartition topographique. Existence de nombreuses cellules interstitielles tout à fait éloignées des canalicules séminifères.

c) Dans les maladies cachectisantes (cancer, tuberculose, paludisme), dans lesquelles il y a atrophie de la glande génitale, pendant que la glande interstitielle conserve son intégrité physiologique.

d) Par l'étude anatomo-pathologique des cryptorchides, sujet qui formera l'objet du deuxième chapitre de notre étude.

e) Par la persistance de la glande interstitielle dans les épididymites frappant de stérilité la glande séminale et dans les cas de ligature du canal déférent. Tournade, en oblitérant expérimentalement le canal déférent du rat, a constaté qu'au bout d'un certain temps les tubes séminifères sont réduits de diamètre, irréguliers de contours et ne renferment plus que quelques débris filamenteux du protoplasma syncitiel. Pendant cette dégénérescence des tubes séminifères la glande interstitielle persiste.

Richon et Jeandelize ayant ligaturé, sur des jeunes lapins, le canal déférent, s'aperçurent que la verge de ces animaux continuait à se développer, contrairement à ce qui se passe chez les castrats. « Les testicules d'un de ces lapins, examinés quatre mois et demi après l'opération, sont constitués par des tubes séminaux extrêmement pauvres en cellules et ne contenant pas des spermatozoïdes. Cette atrophie de la glande séminale contraste au contraire avec la persistance de cellules interstitielles. »

De toutes ces recherches il nous semble découler que les cellules interstitielles du testicule forment une glande close, à sécrétion interne, la glande interstitielle du testicule.

Chez les castrats, l'ablation complète du testicule, enlevant du même coup la glande interstitielle, nous constatons l'absence des caractères sexuels secondaires mâles et un rapprochement du type féminin (rareté ou absence des poils, développement considérable du tissu adipeux, gracilité de la voix, etc.).

Chez les cryptorchides, où la glande interstitielle existe à côté d'une atrophie complète de l'appareil séminal, nous voyons les individus garder tous les caractères sexuels secondaires du mâle. Nous pouvons donc conclure que la glande interstitielle a une action générale sur l'organisme et qu'elle a une importance considérable au cours du développement morphologique de l'individu. C'est dans sa présence dans le testicule qu'il faut voir le facteur déterminant du dimorphisme sexuel ; c'est grâce à elle que l'individu prendra le cachet spécial du mâle, en un mot c'est le facteur déterminant des caractères sexuels secondaires.

Histopathologie du testicule ectopique
(glande à sécrétion interne.)

Les anciens auteurs naturellement n'ont envisagé le testicule ectopique qu'au point de vue de la sécrétion externe et il faut venir jusqu'aux travaux récents de Félizet et Branca, de Bouin et Ancel pour avoir quelques renseignements à ce sujet.

On peut avec ces auteurs distinguer:

1° *Le testicule avant la puberté.* — L'albuginée contient parfois des cellules épithélioïdes qui sont des cellules interstitielles erratiques: les tubes séminifères sont séparés les uns des autres par des travées conjonctives et des cellules interstitielles tantôt disséminées entre les tubes, tantôt réunies par îlots.

2° *Le testicule après la puberté*. — Les tubes séminifères sont séparés par des îlots de cellules interstitielles.
Ces cellules interstitielles sont le plus souvent extrêmement développées. Leur corps cellulaire peut élaborer
du pigment de la graisse, des cristalloïdes.

3° *Le testicule chez l'adulte*. — Les cellules interstitielles
sont très nombreuses, groupées en îlots, siégeant surtout dans le lobe testiculaire entre les tubes séminifères.

Il résulte de ces travaux que si la glande à sécrétion
externe est, comme nous l'avons vu, extrêmement dégéné-
rée il n'en est pas de même de la glande interstitielle.
Celle-ci reste parfaitement développée.

L'ectopie testiculaire dissocie en quelque sorte les deux
fonctions: fonction génitale et fonction sécrétoire interne.
Il n'y a que cette dernière qui persiste et le testicule devient exclusivement une glande close.

Ceci explique pourquoi l'ectopique conserve même en
cas de bilatéralité des lésions, les attributs de la virilité,
les caractères sexuels secondaires bien marqués avec tractus génital bien développé.

C'est la présence de la glande interstitielle qui diffé-
rencie complètement le châtré du cryptorchide. C'est pour
cette raison que les troubles imprimés à l'organisme par
la castration n'existent pas chez l'individu possédant un
testicule atrophié, mais conservant bien développée sa
glande interstitielle.

Le récent travail de Fasano que nous résumons ci-dessous constate en même temps que l'atrophie plus ou
moins complète de la glande à sécrétion externe, une
hypertrophie de la glande à sécrétion interne.

Dans ces recherches sur l'histologie pathologique du
testicule en ectopie, Fasano s'est occupé particulièrement
des cellules interstitielles et il a constaté que, dans ces
glandes, on note tous les signes d'une sénilité précoce
caractérisée par la dégénérescence et la disparition des
divers éléments de l'organe, même des non-spécifiques,

par la sclérose du tissu interstitiel de l'atrophie progressive des canalicules séminifères.

Mais, en même temps, on trouve toujours et parallèlement à ces lésions dégénératives, une certaine tendance vers une évolution normale qui, du reste, atteint très rarement le stade du développement complet, car les canalicules sont étouffés par la sclérose interstitielle avant d'avoir complété leur développement et quel que soit du reste le stade d'évolution qui ait été atteint.

Ce processus d'étouffement n'envahit pas cependant, dit Fasano, toute l'étendue de la glande. Il se limite à certaines de ses parties, frappant quelques lobules, certains canalicules et il n'est pas rare de rencontrer, à côté de canalicules qui, bien qu'atteints déjà d'une atrophie marquée, présentent des dimensions normales, d'autres canaux plus petits tapissés d'une seule assise de cellules folliculaires, disposés isolément ou par groupe. Ces derniers représentent exactement les canalicules séminifères normaux aux premiers stades de leur développement.

Pour ce qui est des éléments interstitiels que Fasano, dans ses observations, a trouvés répartis dans la glande en plus grand nombre qu'à l'état normal, le phénomène peut, de même, trouver son explication dans le trouble de l'évolution de la glande séminale.

Celui-ci, agissant sur le tissu interstitiel, a mis obstacle à son évolution ultérieure. De là la présence d'une quantité anormale d'éléments interstitiels et c'est en effet ce que l'on observe normalement dans le testicule embryonnaire ou aux premiers stades du développement.

Dans le cas d'ectopie unilatérale qui est de beaucoup le plus fréquent il n'y a, pas plus chez l'enfant que chez l'adulte, aucun retentissement sur l'état général du sujet tant au point de vue de la virilité réelle que de la virilité apparente.

Dans le cas d'ectopie bilatérale on peut distinguer deux

types de malades. Les uns petits, malingres, mous, apathiques, gardent en grandissant le type infantile: leur organisme ne subit pas de transformation à la puberté: ils restent dépourvus de poils, avec un pénis minuscule; le désir sexuel est à peu près complètement aboli, et ce sont de véritables eunuques dans toute l'acception du terme : le teint est pâle, le système pileux moins développé que chez la femme, les tissus sont envahis par la graisse; l'intelligence est diminuée.

Ce tableau n'est pas heureusement la règle et le second type paraît plus fréquent. Les sujets sont alors entièrement normaux et présentent tous les caractères de la virilité. Souligoux a vu trois cryptorchides doubles, tous trois étaient parfaitement normaux, Villemin a observé sept cas d'ectopie double, une seule fois le sujet avait le caractère chétif que nous avons décrit précédemment. M. Sébileau semble admettre que les cas de conservation des caractères sexuels secondaires ne forment pas la majorité, mais ce n'est pas l'avis de la plupart des auteurs et nous pouvons encore citer M. Le Dentu, MM. Monod et Terrillon qui sont entièrement d'avis que si l'ectopie n'est pas compliquée d'une atrophie considérable, les caractères virils sont entièrement conservés.

Disposition des artères du testicule.

La disposition des artères du testicule est une question extrêmement importante dont la solution doit précéder l'étude des opérations de descente du testicule.

Dans les ouvrages classiques, il est dit que le testicule est irrigué seulement par l'artère spermatique. Celle-ci après avoir fourni des collatérales à l'épididyme pénètre dans le testicule en contournant son pôle inférieur, et s'épanouit dans l'albuginée ou sous l'albuginée en ses branches terminales de premier ordre.

Testut et Pasteau signalent une anastomose entre la déférentielle et la spermatique qui est ainsi constituée. L'artère déférentielle après avoir longé le canal déférent remonte le long de l'épididyme et vient se jeter dans la branche épididymaire issue de la spermatique.

Mais Colle, à la suite de nombreuses préparations, confirmant d'ailleurs en partie les travaux anciens de Jahrisch (1888) qui semblent lui avoir échappé, a montré que les anastomoses entre la spermatique, la déférentielle et aussi la funiculaire étaient plus complexes.

Il a employé les injections fines, la dissection et la radiographie et a pu établir les points suivants :

1° Les injections poussées par l'une ou l'autre des trois artères spermatique, déférentielle ou funiculaire, ont toujours rempli du même coup tout leur système artériel.

Ce système artériel est absolument indépendant. En effet, quelle que soit l'artère injectée, l'injection ne repasse jamais que par les orifices de section des deux autres. Si ces deux orifices sont pincés, aucune parcelle de l'injection ne pénètre dans le système artériel scrotal superficiel. Il ne se produit aucune fuite de ce côté.

En dépit des classiques il n'existe donc pas d'anastomoses appréciables entre les honteuses périnéales d'une part et les artères funiculo-spermatiques d'autre part.

2° A côté de l'anastomose signalée par Testut et Pasteau entre l'épididymaire (spermatique) et la déférentielle, il existe un gros rameau artériel qui émane de la testiculaire interne (spermatique), à une hauteur variable suivant les sujets. Ce rameau va se confondre avec la déférentielle et les deux artères réunies, s'abouchant directement l'une dans l'autre, forment une anse continue.

C'est bien là la véritable anastomose entre la spermatique et la déférentielle ; auprès d'elle, l'épididymo-déférentielle de Testut, qu'on rencontre d'ailleurs souvent, est si minuscule qu'elle peut être considérée comme presque négligeable.

Enfin dans cette anse testiculo-déférentielle, perpendiculairement, en T, se jette un gros rameau qui n'est autre que la terminaison de l'artère funiculaire.

Il existe ainsi entre l'épididyme et le testicule une anse à trois branches formée par la testiculaire, la déférentielle et la funiculaire.

A cette disposition J. Colle a proposé de donner le nom d'anastomose funiculo-spermatico-déférentielle.

Colle a démontré que la funiculaire est située à l'extérieur du cordon entre la gaine fibreuse et l'érythroïde. Pour gagner ce point de rendez-vous, l'artère funiculaire s'enroule plusieurs fois sur elle-même, pénètre dans le ligament testiculo-scrotal et s'enfonce au travers des enveloppes propres du testicule. Elle passe tantôt dans l'angle formé par le canal déférent et la queue de l'épididyme, tantôt elle contourne la partie inférieure de ces organes, tantôt encore elle perfore même la queue de l'épididyme. Enfin, la funiculaire, sans avoir presque rien perdu de son volume, se jette perpendiculairement à plein canal dans l'anse testiculo-déférentielle.

Sur 30 préparations J. Colle a vu 28 fois la disposition qu'il décrit comme caractéristique.

D'ailleurs comme nous le disions plus haut, Jahrisch a déjà décrit cette anastomose dès 1888 et en a donné d'excellentes figures dont l'une est reproduite dans l'*Anatomie* de Bardeleben et aussi dans la dernière édition de l'*Anatomie* de Testut.

Il ne saurait donc y avoir de contestation possible au sujet de la réalité de cette disposition anatomique.

Le volume des trois artères est assez souvent inégal. Celui de la spermatique l'emporte fréquemment sur celui des autres. Mais le contraire est possible et Colle a recueilli plusieurs pièces qui montraient la déférentielle ou la funiculaire d'un diamètre égal, sinon supérieur, à celui de la spermatique. Il y a toujours compensation entre le volume des trois artères.

L'ensemble de ces dispositions anatomiques permet de comprendre, d'une façon toute nouvelle, la circulation du testicule. Contrairement aux descriptions classiques qui donnent à la spermatique une importance presque exclusive et non justifiée, il n'existe pas une artère unique du testicule : il y en a en réalité trois émanées de points très éloignés et qui assurent la nutrition de la glande, aux dépens de l'aorte (spermatique), de l'hypogastrique (déférentielle) et de l'iliaque externe (funiculaire par l'épigastrique).

Ces trois artères d'origines si divergentes convergent néanmoins au niveau de la queue de l'épididyme, où elles forment un large confluent, véritable anse vasculaire à trois branches, que Colle a dénommée anastomose funiculo-spermatico-déférentielle.

En outre la funiculaire n'appartient pas au cordon, le tronc reste toujours en dehors de celui-ci jusqu'à l'instant où pénétrant le ligament scrotal (gubernaculum) et la queue de l'épididyme, il vient contribuer à former le trépied artériel du testicule.

L'afflux sanguin se fait ainsi à la glande par trois artères différentes, capables de se suppléer mutuellement. Deux de ces artères sont situées en plein cordon, la troisième chemine seulement à sa surface et doit souvent échapper aux sections et ligatures pratiquées sur le cordon.

Il était intéressant de rechercher dans quelle mesure la suppléance artérielle est possible, et après avoir fait l'étude anatomique de la circulation artérielle, d'en faire l'étude physiologique, ce qui a été fait par J. Colle.

Après la ligature ou la section totale du cordon, le sort du testicule est très variable.

Tantôt il s'atrophie plus ou moins, tantôt au contraire il conserve sa forme, sa consistance, son volume.

Il y a quelque surprise, semble-t-il, à voir un organe placé dans des conditions en apparence identiques se comporter si différemment suivant le cas.

A ces faits contradictoires aucune explication n'est possible s'ils ne sont éclairés par les notions anatomiques mises en évidence au début de notre travail. La section des éléments nerveux du cordon ne saurait être invoquée en raison même de l'inconstance de l'atrophie.

La section du canal déférent pour le même motif ne lo saurait être davantage. En effet, l'absence congénitale du déférent n'implique pas toujours l'atrophie de la glande ; son oblitération inflammatoire ne l'implique pas davantage, et enfin l'expérience chirurgicale a démontré l'absence d'atrophie après la section opératoire du canal.

Reste donc à envisager le rôle de la circulation artérielle comme facteur principal et éventuel de l'atrophie testiculaire, après la section ou la ligature du cordon.

Or, si nous voulons bien nous rappeler : 1° la situation de la funiculaire en dehors du cordon, et le riche réseau vasculaire qu'elle fournit par ses branches collatérales à l'érythroïde et à la fibreuse ; 2° l'existence d'une large anastomose à plein canal, funiculo-spermatico-déférentielle, les faits s'éclairent d'eux-mêmes et toutes les modalités cliniques deviennent faciles à expliquer.

Comment les choses se passent-elles donc immédiatement après la section du cordon ?

Tantôt les suites opératoires sont très simples. Le malade ne souffre pas. Aucun gonflement ne se produit. La réunion se fait normalement par première intention, sans aucune modification dans la consistance glandulaire.

Plus souvent, quelques phénomènes réactionnels se produisent. Les premiers jours se manifestent un peu de fièvre, un œdème assez considérable des bourses, une sensation pénible de lourdeur et de réplétion. Dès le quatrième jour ces symptômes s'atténuent et bientôt le testicule a repris son volume. Quelques mois plus tard seulement, il a acquis son état définitif, tantôt absolument normal, tantôt dur et plus ou moins atrophié ; tantôt enfin, rarement il est vrai, ce testicule paraît complètement fondu, réduit à un petit noyau ligneux épididymaire.

Comment expliquer des résultats si différents ?

De deux choses l'une :

Ou bien la circulation artérielle, telle que nous l'avons établie, existe sans anomalie, et l'anastomose funiculo-spermatico-déférentielle est perméable ;

Ou bien l'anastomose n'existe pas, ou du moins, elle est absolument insuffisante.

A). — La première hypothèse s'est réalisée dans nos préparations 28 fois sur 30 dissections, c'est-à-dire 93 °/₀ des cas. Elle constitue donc la règle. Envisageons la situation dans ces premières conditions :

L'anastomose funiculo-spermatico-déférentielle existe.

Premier point à considérer : la funiculaire a pu être comprise dans la section : elle a pu ne pas l'être. Nous avons voulu nous en assurer. Dans ce but, nous avons, chez des malades atteints de tuberculose épididymo-testiculaire ou d'hypertrophie prostatique, cherché à ramasser, au sortir du canal inguinal, tous les éléments du cordon en prêtant notre attention à bien comprendre toute la masse funiculaire dans nos ligatures, afin de nous être mis dans les meilleures conditions pour que l'artère n'ait pu échapper. Quatre segments de cordons ainsi recueillis furent soumis à l'inclusion et aux coupes. Deux fois la funiculaire manquait. Il n'est pas vraisemblable d'admettre qu'elle n'existait pas : il est bien plus probable, au contraire, qu'elle avait fui devant les instruments, ainsi que sa situation l'y prédispose naturellement. C'est ainsi, d'ailleurs, que les choses doivent souvent se passer, la plupart des opérateurs n'ayant eu, jusqu'à ce jour, aucun souci de comprendre la funiculaire dans leur ligature.

Supposons d'abord que la funiculaire n'a pas été sectionnée ou liée. Pour peu que son volume soit assez notable, normal, dirions-nous, la circulation se rétablit par son canal, grâce à l'anastomose que nous avons décrite. L'organe n'aura jamais manqué de sang. Aucune atrophie ne surviendra. Au contraire, si l'artère est de petit calibre, il pourra se produire une gêne transitoire et un début d'atrophie se manifestera sans doute.

Admettons maintenant que la funiculaire a bien été comprise dans la section. Ici les choses deviennent un peu plus complexes. Les trois vaisseaux sont liés. La circulation est fatalement interrompue dans la glande, si quelque facteur nouveau n'intervient pas. Or, ainsi que la radiographie nous l'a montré, la funiculaire fournit aux enveloppes propres du cordon et du testicule, par ses branches collatérales, un réseau extrêmement serré des capillaires artériels. Ceux-ci, il est vrai, sont absolument indépendants des artères de la paroi scrotale; nos injections l'ont suffisamment prouvé. Mais tous ces vaisseaux ont entre eux des rapports de voisinage presque immédiats, par l'intermédiaire de la celluleuse, et voici ce qui se produit : un travail congestif se manifeste, traduit cliniquement par l'œdème que nous avons signalé. Une véritable néoformation vasculaire s'établit aux dépens du réseau scrotal et marche à la rencontre du réseau funiculaire. Bientôt la greffe entre la fibreuse et l'érythroïde, d'une part, le dartos et la peau, d'autre part, est complète. Dès lors, le sang peut passer des honteuses et des périnéales dans la funiculaire.

Dans ces conditions, grâce à l'anse funiculo-spermatico-déférentielle, commandée par la funiculaire, la nutrition du testicule est assurée.

Mais ici encore le calibre de l'artère est à considérer. La dérivation sanguine ne peut s'établir avec rapidité que si le tronc collecteur mesure un diamètre assez important. Et c'est ainsi que l'atrophie, résultant d'un défaut transitoire de la circulation, sera plus ou moins complète suivant que la funiculaire se sera trouvée plus ou moins volumineuse.

De toute façon, il n'y a pas greffe du testicule sur la vaginale. Cette greffe, en effet, ne saurait se produire du fait même de la section de la funiculaire, la vaginale se trouve privée de sang artériel. En réalité, ce n'est pas une greffe testiculo-vaginale, qui se produit, mais bien une greffe funiculo-scrotale.

B). — Que se produit-il maintenant, quand l'anastomose funiculo-spermatico-déférentielle n'existe pas, ou du moins est tout à fait insuffisante ?

Ces conditions sont réalisées, nous l'avons vu, dans 7 °/. des cas environ. Le résultat n'est pas douteux, puisque la circulation ne possède aucun moyen de se rétablir. C'est fatalement l'atrophie complète de l'organe, même si la spermatique seule est liée, et de fait cette atrophie a été conservée quelquefois, lors des cures radicales de hernies ou de varicocèles. Nous rappelons encore une fois, à ce propos, que dans deux de nos pièces anatomiques où l'anastomose funiculaire manquait, l'abouchement à plein canal de la déférentielle et de la spermatique manquait également.

M. Girard (de Genève) s'élève avec force contre la section de l'artère spermatique pour des raisons particulières : pour lui ce n'est pas la section artérielle qui est importante, mais en coupant l'artère, on coupe forcément les filets nerveux qui l'accompagnent. Or ces filets nerveux régissant entre autres les fonctions sécrétoires et trophiques du testicule, on peut compter à coup sûr sur une perturbation grave de ces fonctions si ces filets sont gravement lésés. Un grand nombre de cas d'atrophie testiculaire consécutive à certaines cures radicales de hernie et peut-être le développement insuffisant du testicule ectopié me paraissent devoir être expliqués de cette manière. Il est indubitable que beaucoup d'orchidopexies, qui ne réussirent qu'à mettre en place un organe dont l'atrophie post-opératoire fit disparaître la plus grande partie, durent cette sorte d'échec aux lésions nerveuses du cordon commises au cours de l'opération.

Qu'on se souvienne de ce qui survient lorsqu'on fait la

ligature des quatre pédicules vasculaires du corps thyroïde, sans extirper la plus petite portion de celui-ci. On provoque un myxœdème opératoire aussi sûrement que par la thyroïdectomie totale. C'est qu'en sectionnant les quatre artères thyroïdiennes on a tranché en même temps de nombreux filets du sympathique chargés de l'innervation de la glande.

PROCÉDÉS OPÉRATOIRES
D'ORCHIDOPEXIE

D'après Kocher, la première intervention sanglante fut pratiquée par Koch de Münich en 1820. Depuis cette époque on ne fit que rarement cette opération qui fut souvent suivie de mort. Il faut arriver jusqu'à la période antiseptique pour voir renaître l'orchidopexie dont les procédés se multiplient de telle façon qu'il est presque impossible aujourd'hui d'en réunir et d'en classer toutes les variétés. C'est ce que nous allons essayer de faire cependant dans les pages suivantes.

On peut classer les procédés de différentes façons. Le plus simple serait peut-être de suivre l'ordre historique, cependant il nous paraît préférable d'adopter un ordre plus pratique. Dans l'orchidopexie il faut envisager plusieurs temps :

1° La mobilisation du testicule ;

2° La fixation du testicule ;

3° La cure radicale de la hernie concomitante.

Les différents procédés imaginés par les auteurs ont pour but de perfectionner l'un de ces trois temps.

Nous pouvons distinguer trois cas :

1° Le testicule s'abaisse difficilement ;

2° Le testicule s'abaisse facilement ;

3° La hernie est seule en cause.

1° Le testicule s'abaisse difficilement.
Procédés ayant pour but l'abaissement du testicule.

Dans un certain nombre de cas la simple libération du testicule des adhérences fibreuses voisines suffit pour abaisser l'organe, le cordon fibreux qui représente le canal vagino-péritonéal oblitéré est facilement rompu ; mais il arrive souvent que ces manœuvres sont insuffisantes : il faut alors, pour amener l'abaissement, supprimer les obstacles qui s'y opposent. Or en dehors de la rupture des adhérences qui est commune à tous les procédés, il peut être nécessaire de s'adresser à trois sortes d'obstacles qui sont :

1° Le canal vagino-péritonéal ;

2° Les vaisseaux ;

3° Le canal déférent.

a). *Le canal vagino-péritonéal.* — Nous avons vu que ce canal oblitéré ou non peut empêcher la descente du testicule. Il faut donc dans tous les cas commencer par supprimer ce canal oblitéré ou non, et faire la cure radicale de la hernie concomitante. Cette pratique a été recommandée par Richelot en 1890, il s'exprime ainsi : « Le premier point du traitement c'est la cure radicale ; elle pare aux deux inconvénients majeurs de l'ectopie : la persistance du canal séreux et l'atrophie testiculaire ; elle sauve la glande et guérit ou prévient la hernie congénitale. » Lucas-Championnière, Monod, Reclus sont du même avis ainsi que Berger. Cette technique employée par la plupart des chirurgiens ne porte pas de nom particulier, elle a été bien décrite par le professeur Forgue de Montpellier.

Technique de Forgue. — Après incision de la peau et du tissu cellulaire sous-cutané, on arrive sur un sac qui descend plus ou moins dans le scrotum et qui n'est autre que le conduit péritonéo-vaginal non oblitéré : on ouvre ce sac et on aperçoit le testicule avec son épididyme et son canal déférent qui remonte vers l'anneau inguinal externe pour aller s'accoler aux autres éléments du cordon.

On dissèque très minutieusement toutes les adhérences qui fixent la vaginale aux parois du canal inguinal, on refoule l'intestin dans la cavité abdominale et on s'occupe de l'isolement et de la résection du conduit péritonéo-vaginal : pour cela après avoir placé des pinces pour étaler cette séreuse, on la coupe transversalement et on la sépare aussi complètement que possible du tissu cellulaire environnant et des éléments du cordon ; pendant ce temps on exerce des tractions sur le testicule, de façon à permettre de poursuivre cette dissection assez haut du côté de l'abdomen. Après la fermeture du pédicule herniaire, on dissèque de haut en bas la vaginale pour dénuder le cordon sur tout son parcours. Cette dissociation est délicate : elle exige beaucoup de temps et de patience. La séreuse est adhérente aux éléments du cordon et présente une disposition semblable à ce que les couturières appellent « un volant plissé ». On incise délicatement à petits coups de bistouri les liens qui rattachent le cordon à la tunique péritonéo-vaginale et l'on voit aussitôt le cordon spermatique redresser ses flexuosités et recouvrer sa longueur normale. Cette dissociation extrêmement difficile, car on risque de blesser les vaisseaux, est très longue, car tout le cordon est adhérent.

On prépare alors une loge dans le scrotum qui est atrophié et après avoir soigneusement refermé la vaginale autour du testicule on remet celui-ci en place et on le fixe par un point de catgut.

Suture, comme pour les hernies du canal inguinal, reconstitution de la paroi et pansement.

b) L'obstacle est représenté par le pédicule vasculaire du testicule ?

Nous avons vu en étudiant l'anatomie pathologique de l'ectopie inguinale qu'après avoir bien isolé le cordon, il peut se faire que les vaisseaux soient trop courts pour permettre de descendre le cordon : assurément ce sont là des cas tout à fait exceptionnels : ils existent cependant et il faut savoir quelle conduite doit tenir le chirurgien dans cette circonstance.

Dès 1893, Bidwell déclarait qu'on pouvait sans inconvénient couper l'artère spermatique, les nerfs et les veines sans dommage pour le testicule, à condition de respecter l'artère déférentielle.

Bidwell a du reste exécuté cette section à plusieurs reprises avec succès.

Cependant dans la plupart des cas en présence d'un pédicule trop court les chirurgiens ont fait délibérément la castration. MM. Berger, Courtis, Guinard, Walton, Madden, Autefage et Aubertin ont procédé ainsi.

Tel n'est pas l'avis de M. Mignon qui pense que la section du pédicule vasculaire n'est pas incompatible avec la survie du testicule.

C'est à la Société de chirurgie en 1902 que M. Mignon présente ses opérés au nombre de trois, chez lesquels il a tout coupé, sauf le canal déférent et l'artère déférentielle : « Malgré la section de toutes les enveloppes celluleuses du cordon et les tractions exercées sur le testicule, je ne puis, dit M. Mignon, faire descendre l'organe au-dessous du pubis. Il est retenu en place par le pédicule vasculaire qui se rend à son pôle supérieur et qui se tend quand j'abaisse la glande. Je me décide à couper transversalement tous les vaisseaux situés en avant du canal déférent et qui s'opposent à la descente du testicule et ce n'est qu'après l'isolement complet du déférent que je puis dérouler son anse sous-testiculaire et amener la glande au fond de la bourse. Le testicule se trouve inversé, je le fixe au fond du scrotum, suture le canal inguinal et reconstitue la paroi abdominale. J'ai revu le malade un an et demi après, le résultat était excellent. Le testicule n'était pas atrophié et les fonctions génitales de l'individu actives. »

MM. Sébileau, Kirmisson, Lucas-Championnière et Broca ont vivement combattu la méthode de M. Mignon. Il est certain qu'on ne saurait la proposer comme une ligne de conduite à suivre habituellement ou seulement de façon fréquente : c'est assurément un procédé tout à fait exceptionnel et qui ne peut s'appliquer qu'à ces cas dans lesquels le testicule ne pouvant être descendu, on devra choisir entre la castration, l'abandon du testicule à l'anneau inguinal externe ou son refoulement dans le ventre, comme l'a pratiqué Routier. Il est évident que toute méthode conservatrice est supérieure à la castration et d'autre part il n'est pas du tout démontré comme nous l'avons vu en étudiant la vascularisation du testicule que l'artère déférentielle ne puisse suffire, avec la funiculaire souvent conservée, à assurer la nutrition de la glande.

M. Walther a plusieurs fois sectionné l'artère spermatique sans provoquer l'atrophie du testicule, ainsi qu'il l'a dit à la Société de chirurgie : les résultats de Bevan, de Riedel sont analogues à ceux de Walther et de Mignon.

M. Carlier (de Lille), se basant sur les résultats obtenus par son élève J. Colle, est encore plus radical : « Je n'hésite pas, dit-il, à sectionner tous les éléments du cordon, sauf le canal déférent et l'artère déférentielle lorsque je juge ces sections indispensables pour faire descendre le testicule en bonne position et cela sans tiraillements. Voilà huit ans que je suis cette pratique.

« J'avais en effet plusieurs fois fait cette constatation, à l'époque où l'on traitait les prostatiques par la section des éléments du cordon que l'on pouvait sectionner entre deux ligatures le cordon entier y compris le canal déférent, sans amener le sphacèle du testicule, ni même parfois d'atrophie apparente de la glande. » C'est alors que M. Carlier pria son interne M. J. Colle de faire les recherches que nous avons rapportées plus haut.

Les résultats obtenus par M. Carlier, vérifiés à distance, lui ont paru excellents chez trois d'entre eux à part le volume du testicule, il n'est guère possible de distinguer de quel côté a eu lieu l'opération.

c) L'obstacle peut être représenté par le canal déférent trop court. C'est alors qu'on peut employer le procédé indiqué par M. P. Delbet.

Procédé de Pierre Delbet. — Dans certains cas où le canal déférent est trop court, on peut l'allonger simplement en disséquant ses flexuosités à la partie inférieure, mais il arrive parfois que c'est insuffisant et alors il faut détacher la queue de l'épididyme du testicule en ne conservant que les adhérences qui se font au niveau de la tête, les seules par où passent les canaux spermatiques, obtenant ainsi un allongement de quelques centimètres. M. Delbet n'attache pas une grande importance à la valeur nutritive de l'artère déférentielle : il la considère comme insuffisante, mais il espère, en enlevant toute la vaginale ou tout ce qui peut s'enlever de cette séreuse, voir se produire des adhérences testiculo-scrotales dont les vaisseaux pourront suppléer la déférentielle. Beaucoup de ces testicules ainsi traités s'atrophient, quelques-uns cependant conservent pendant très longtemps un volume à peu près normal.

Enfin il y a des cas où il est à peu près impossible, malgré des sections multiples, de replacer le testicule dans les bourses : faudra-t-il faire la castration ?

C'est l'avis d'un grand nombre de chirurgiens. Lucas-Championnière dit notamment : « Il n'y a qu'une chose à faire, l'autre testicule étant bon et suffisant, sacrifier celui que rien ne put abaisser et dont la valeur absolue est bien petite.

Mais ce n'est pas l'avis de tous et il semble, après les données nouvelles apportées sur la sécrétion interne du testicule, qu'on pourra peut-être avec plus de raison adopter la conduite de Routier qui dans un cas d'ectopie bilatérale il est vrai, le cordon étant trop court pour permettre l'abaissement, laissa les deux testicules réduits dans le ventre. M. Souligoux se déclare tout prêt à suivre cette conduite qui a déjà trouvé un imitateur. Vidal d'Arras, dans l'observation rapportée plus haut, a en effet replacé les deux testicules dans le ventre, en faisant une double prothèse testiculaire à l'aide de pelotons de soie.

Il faut que cette réduction soit bien faite, que ce soit une véritable orchidopexie abdominale et pour cela il faut fixer le testicule.

On peut d'ailleurs sectionner le canal déférent pour éviter toute complication ultérieure.

2° *Procédés ayant pour but de maintenir le testicule en place.*

Ces procédés sont extrêmement nombreux et très difficiles à classer parce que la plupart sont mixtes et emploient plusieurs artifices pour arriver à maintenir la glande. On voit déjà, étant donné la multiplicité des procédés, combien la contention doit être difficile.

On peut distinguer deux classes principales :

a) Procédés qui empêchent le testicule de remonter en le fixant à une région voisine ou à un organe voisin, soit directement, soit par l'intermédiaire du cordon.

On a fixé le testicule directement :

1° Au fond du scrotum ;

2° A la cloison des bourses ;

3° Dans la loge opposée ;

4° Au testicule voisin ;

5° A la peau d'une région voisine (cuisse, périnée, etc.) ;

6° Par traction élastique prenant point d'appui sur un appareil fixé au membre inférieur.

On a fixé le testicule indirectement par l'intermédiaire du cordon.

1° Aux piliers inguinaux ;

2° Au périoste du pubis ;

3° A l'aponévrose du grand oblique, les diverses méthodes ont pu être combinées de façon à multiplier les points de fixation.

b) Procédés qui empêchent le testicule de remonter en créant un obstacle au-dessus de lui.

1° Fermeture très complète du trajet inguinal par un procédé quelconque ;

2° Rétrécissement de l'anneau inguinal et stase veineuse ;

3° Passage à travers l'os ;

4° Augmentation de volume du cordon ;

5° Cerclage sus-testiculaire ;

6° Luxation du testicule ;

7° Autoplastie cutanée ;

8° Attelle métallique formant tuteur le long du cordon.

A. — Procédés de fixation du testicule

1° *Au fond du scrotum.* — La fixation du testicule au fond du scrotum est le procédé le plus anciennement employé. C'est celui qui a été employé par Wood (1879), par Horsley ; c'est la technique qu'a exposée Bezançon dans sa thèse et qui est encore suivie par Tuffier, Lucas-Championnière, Jalaguier et Sébileau.

Cette orchidopexie a été décrite par Tuffier.

Procédé de Tuffier. — Le testicule ayant été abaissé complètement, et cette condition est indispensable, on pratique l'orchidopexie.

On passe à travers la région scrotale attenant à la cloison des bourses un fil de catgut ou mieux un fil de soie aseptique qui embroche la partie inférieure de la glande testiculaire et ressort tout près de son orifice d'entrée. Il est serré là sur un gros catgut ou noué directement sans striction violente. Un pansement à la gaze iodoformée et à l'ouate maintient le tout ; le fil de soie est enlevé du septième au dixième jour ; le fil de catgut serait abandonné.

Dans quelle partie de l'appareil testiculaire faut-il passer le fil ?

On pourrait ne prendre que la vaginale, mais cela serait insuffisant, car souvent elle est assez large pour que le testicule puisse remonter. La fixation à travers l'épididyme avait le gros inconvénient d'interrompre la continuité du canal excréteur. Quant à appliquer le fil sur cette partie du testicule qui adhère normalement au dehors, c'est peut-être une vue théorique, la région qu'elle occupe est très vasculaire et facile à étirer, deux conditions très difficiles, car il faut éviter de « planter le clou dans la tenture ». Pour toutes ces raisons il est préférable de s'adresser à la glande.

Pour montrer que la suture est inoffensive, Tuffier a fait des expériences sur les animaux : il n'a constaté aucune lésion de la glande.

Le point de la glande où doit passer le fil lui paraît être la partie antéro-inférieure, car elle n'est pourvue que de rares vaisseaux et constitue normalement la partie la plus déclive du testicule.

La soie est inoffensive à la condition qu'elle soit aseptique et constitue le meilleur fil de fixation : elle ne détermine qu'une sclérose de 1 à 2 millimètres.

La technique de Tuffier varie un peu avec quelques autres auteurs.

Procédé de Lucas-Championnière. — Il fait l'orchidopexie, mais au lieu de passer ses fils dans le testicule, il s'efforce de les passer dans les débris de la vaginale.

Procédé de Jalaguier. — Il passe ses fils entre le testicule et l'épididyme, technique qui, nous l'avons vu, est rejetée par Tuffier.

La fixation de la glande au scrotum, bien que rejetée aujourd'hui par la plupart des chirurgiens, est encore appliquée comme manœuvre complémentaire dans plusieurs procédés mixtes que nous signalerons plus loin.

2° *Fixation à la cloison des bourses.* — Elle a été employée par *Koch* de Munich, qui en 1820 paraît avoir pratiqué la première orchidopexie.

Elle est aussi employée dans le procédé de Sébileau.

Procédé de Sébileau. — Je passe, dit-il, au travers de l'albuginée, sur le pôle inférieur du testicule 3 ou 4 fils de soie ou de catgut qui percent ensuite, cela s'entend, le fond de la vaginale, et qui me servent à fixer l'organe d'une part à la cloison des bourses, et d'autre part à la face profonde du dermo scrotal, sur le côté opposé, le plus bas et le plus loin possible, là, en somme, où est spontanément maintenu par son ligament gubernaculaire le testicule qui a accompli sa migration normale. Il est entendu que le fil ne traverse pas la peau, que c'est d'une suture perdue qu'il s'agit.

3° *Fixation du testicule dans la loge opposée.* — L'idée de fixer le testicule ectopié dans la loge de son congénère paraît avoir été pour la première fois venue à Walther qui employa très longtemps son procédé sans le décrire dans ses détails.

Ce procédé de Walther fut employé par plusieurs chirurgiens et notamment par Guinard qui déclara en avoir obtenu d'excellents résultats.

M Walther lui-même a présenté à plusieurs reprises à la Société de chirurgie des malades guéris par son procédé, mais c'est seulement au Congrès de chirurgie de 1900 qu'il a donné sa technique complète.

Procédé de Walther. — « Avant de parler du mode de fixation du testicule, je dois dire que, dans tous les cas, je commence par libérer très haut les éléments du cordon. Le canal inguinal est largement ouvert, et dans le cas où le cordon semble trop court, la libération du canal déférent et des vaisseaux est poursuivie au delà de l'orifice inguinal profond, jusque dans l'abdomen : si j'insiste sur ce point, c'est qu'il m'est arrivé de pouvoir abaisser ainsi, très librement, des testicules dont le cordon semblait devoir résister à toute élongation, alors que la libération n'avait pas dépassé cet orifice profond du canal inguinal.

« Le cordon bien libéré, le testicule librement abaissé, je fais la cure radicale en reconstituant toujours une paroi postérieure solide par la méthode de Bassini.

« Je garde toujours une certaine quantité de péritoine pour recouvrir le testicule abaissé.

« La cure radicale m'a toujours semblé indispensable ; mais mes observations ont trait à des adultes ou à des adolescents ; ce que j'ai observé ne peut donc s'appliquer aux jeunes enfants chez qui la cure radicale ne paraît pas aussi formellement indiquée, comme vient de dire M. le professeur Kirmisson.

« La cure radicale terminée, je fixe le testicule de la façon suivante : incision de la cloison des bourses : refoulement du testicule abaissé dans la loge du côté opposé ; rétrécissement de la brèche de la cloison par une série de points séparés de catgut pour empêcher le testicule de s'échapper de sa nouvelle loge.

« Je ne mets aucun point de suture le long du cordon. Je ne fais aucune suture au testicule sain. Le testicule abaissé est simplement maintenu par le rétrécissement de la boutonnière de la cloison.

« Ce procédé très simple, très rapide, m'a toujours donné des résultats excellents.

« Lorsqu'on examine les opérés après plusieurs mois, après plusieurs années, on trouve un cordon absolument souple, un testicule très mobile, très libre, toujours situé très bas, à côté et au-dessous du testicule sain.

« Cet abaissement définitif, cette mobilité parfaite du testicule doivent être attribués à une traction élastique permanente.

« Le procédé consiste en effet essentiellement dans l'utilisation de l'élasticité de la cloison des bourses. »

Le procédé suivant dérive de celui de Walther.

Procédé de Simard (Québec). — Traitement de l'ectopie double inguinale du testicule par la transposition testiculaire intra-scrotale.

Chez un sujet de dix-huit ans qui présentait une double ectopie inguinale avec hernie de chaque côté, Simard a fait l'opération suivante. De chaque côté il a mis à nu le cordon et le testicule par une longue incision descendant sur le scrotum vide. Il a fait la cure de la hernie par le procédé de Bassini. Puis prenant le testicule droit après avoir disséqué son cordon aussi haut que possible dans l'abdomen il le passa dans la loge scrotale gauche préalablement élargie à travers une boutonnière de la cloison des bourses : le testicule gauche fut traité de même et placé dans la loge scrotale droite. Quelques points de suture fixèrent le cordon à la cloison dont la boutonnière fut rétrécie.

Les suites furent simples, les résultats constatés au bout de six mois étaient parfaits : les testicules occupaient la situation qu'on leur avait donnée, il n'y avait aucune rétraction du cordon, les douleurs étaient entièrement supprimées.

4° *Fixation au testicule du côté opposé.* — Le premier en date de ces procédés est celui de Villemin que son auteur a exposé à la Société de pédiatrie.

Procédé de Villemin. — Ce procédé est destiné à maintenir le testicule au-dessous d'une ligne horizontale et tangentielle passant par la partie inférieure de la racine de la verge. Le point d'appui est le testicule du côté opposé. Sans faire aucune incision nouvelle du côté opposé, sans agrandir celle qui est strictement nécessaire pour la cure de la hernie, on repousse à travers les ligaments le testicule normal et, passant sous la verge, on le fait saillir coiffé de la cloison intertesticulaire dans la plaie opératoire ; sur l'organe même qui tend fortement les tissus, on fend cette cloison jusqu'à ce qu'on distingue la vaginale qui laisse transparaître l'albuginéo reconnaissable à sa blancheur, cette section doit être assez petite pour que le testicule sain ne fasse pas hernie à travers et ne quitte pas sa loge. Alors, conservant l'organe immobilisé dans la main gauche on traverse la vaginale et l'albuginée seules autant que possible, sans prendre du tissu glandulaire, à l'aide de deux fils de soie. Ceux-ci, à leur tour, sont passés de la même manière sous les enveloppes du testicule ectopié qu'un aide s'efforce de faire descendre de son mieux, et les fils sont noués ; il n'y a plus qu'à suturer la peau de l'unique incision. Dans les cas d'ectopie double, après mobilisation et descente du testicule, une petite incision de 1 centimètre et demi seulement, faite sur le raphé médian permet de passer deux fils de soie qui solidarisent les testicules et les maintiennent.

Sur la plaie opératoire non drainée, on appliquera un pansement aseptique en double spica avec croisés au niveau du périnée pour relever le scrotum : veiller à ce que le pansement ne soit pas souillé par l'urine.

Ce procédé simple de Villemin a été modifié par Mauclaire, qui au lieu de suturer simplement le testicule à son congénère pratique une véritable greffe intertesticulaire. M. Mauclaire a publié dans la thèse de son élève Duménil (1905) 14 cas opérés par sa méthode. M. Girard de Genève a modifié d'une autre façon le procédé de Villemin.

Procédé de Mauclaire. — Ce procédé a été décrit par son auteur sous le nom de greffe intertesticulaire. Après avoir isolé comme de coutume le testicule et son cordon, l'auteur opère de la façon suivante :

Il fait la section complète de la cloison des bourses et ouvre la vaginale du côté sain.

Puis il fait un avivement losangique à la face interne de l'albuginée des deux testicules.

Il suture alors les deux surfaces avivées, en unissant les bords symétriques.

Il enveloppe les deux testicules accolés par une suture de la vaginale en utilisant la séreuse de la hernie. Il n'y a plus alors qu'une seule vaginale englobant les deux testicules, ce qui complète la synorchidie artificielle.

La vaginale unique est suturée par quelques points de catgut à la face profonde de la ligne médiane du scrotum. Enfin les tissus profonds sont suturés au cordon pour le fixer.

Par ce procédé M. Mauclaire n'a pas eu seulement en vue d'effectuer une simple pexie, il a voulu greffer la glande sur sa congénère dans l'espoir de lui permettre sa régénération. Il a ainsi opéré 14 malades : il en a revu quelques-uns qui semblent avoir bénéficié de l'opération.

Procédé de Girard (de Genève). — Cet auteur s'est inspiré de la technique de Mauclaire et de quelques autres chirurgiens, cherchant à créer une synorchidie à travers une boutonnière pratiquée dans la cloison scrotale.

Seulement, plutôt que de suturer ensemble, les testicules proprement dits, comme Mauclaire, Girard a trouvé préférable, de tailler dans la tunique vaginale du testicule sain, un large lambeau qui fut passé à travers la boutonnière pratiquée dans le scrotum et fixé et suturé par une double rangée de points au testicule ectopique abaissé.

Cette opération faite en 1903 avait donné des résultats bien maintenus au bout d'un an.

Dans un cas d'ectopie double Girard employa un autre procédé : il réunit et sutura à travers la cloison scrotale les restes du gubernaculum fixés au pôle inférieur de chaque testicule : ainsi le testicule est maintenu dans la loge qui lui correspond.

5° Procédés cherchant un point d'appui à la peau des régions voisines. — Ces procédés sont extrêmement nombreux et variés, mais ils ont tous pour principe de rechercher le point fixe auquel on attachera le testicule, en dehors des bourses.

La fixation peut être faite à la peau du périnée ou à la peau de la cuisse.

Fixation à la peau du périnée

C'est Nicoladoni qui semble avoir eu le premier cette idée.

Procédé de Nicoladoni. — Le testicule est descendu après dissection du cordon et section du processus vaginal, au-dessus de la glande. Avec le segment inférieur du processus vaginal, on enveloppe le testicule et on lui reconstitue une enveloppe. On fait alors une petite incision à la partie postérieure du scrotum : par cette incision on attire la poche vaginale reconstituée et on vient la fixer au périnée.

Ce procédé a été employé également par Finotti et par Buckard sans modifications.

Procédé de Hermès. — Hermès suture le testicule à une incision faite au scrotum, puis recouvre la glande avec un lambeau cutané dont la base est au périnée ; grâce à ce lambeau suturé au testicule et à la plaie scrotale, on crée un obstacle sérieux à la tendance du testicule à remonter. Ce procédé permet surtout d'obtenir de bons résultats chez les enfants, qui ont un scrotum un peu atrophié.

Fixation à la peau de la cuisse.

Procédé de Keetley (1894). — Keetley a le premier décrit ce procédé dans une communication à la Société médicale de Londres en 1894.

Le testicule est soigneusement libéré de ses attaches fibreuses dans le canal inguinal et descendu dans le scrotum. On pratique deux incisions cutanées au scrotum et à la cuisse ; les incisions cutanées et quelques tissus fibreux qu'on trouve toujours attachés au testicule et à l'épididyme sont suturés ensemble, les sutures passant à travers la vaginale. Ainsi le testicule se trouve fortement fixé à la partie interne de la cuisse.

Procédé d'Annandale et d'Imbert. — Ces chirurgiens ont beaucoup simplifié la technique de la fixation à la cuisse : ils se contentent en effet de passer un ou deux fils dans le testicule et fixer ces fils à la face interne de la cuisse. Les fils sont coupés au bout de dix à quinze jours.

Procédé de Katzenstein. — En 1901, Katzenstein a décrit le procédé suivant :

On détache un lambeau arrondi de la cuisse auquel on fixe solidement la circonférence inférieure du testicule et en même temps la circonférence du scrotum. L'union entre le scrotum et la cuisse est maintenue aussi longtemps que la tension du cordon montre que celui-ci n'est pas encore assez long. Lorsqu'il est à point, on sépare le testicule de la cuisse et le lambeau crural demeure adhérent au scrotum qu'il renforce. Sur cinq opérations Katzenstein a eu quatre résultats heureux. Chez un cinquième opéré le résultat fut mauvais, le lambeau crural se nécrosa et le testicule fixé seulement au scrotum attira celui-ci en doigt de gant et se plaça lui-même à l'anneau inguinal externe.

Procédé de De Beule. — De Beule a repris le procédé de Keetley et l'exécute en deux temps comme celui de Katzenstein : sa technique est semblable à celle de Torek que nous décrivons ci-dessous. De Beule ne sépare le scrotum de la cuisse qu'au bout de cinq mois : dans tous les cas qu'il a ainsi opérés il a eu des résultats excellents.

Procédé de Torek (de New-York). — Il rappelle celui de Keetley.

L'opération se fait en deux temps :

1er temps. — Par une incision inguinale, on découvre le testicule ectopique et on retourne sa vaginale. On dissèque exactement tous les éléments du cordon presque dans sa portion sous-péritonéale. On attire le testicule en bas ; en regard du point qu'il atteint on pratique sur la cuisse une incision cutanée horizontale un peu oblique en bas et en arrière. Avec le doigt on crée une poche scrotale en refoulant le tissu cellulaire ; sur ce doigt on incise le scrotum à son point le plus déclive et, par cette incision on attire le testicule à l'extérieur. Suture des deux lèvres cutanées scrotale et crurale supérieures, suture au catgut chromique de l'albuginée et de l'aponévrose fémorale. Suture des deux lèvres cutanées inférieures. On refait le canal inguinal à la Bassini.

2ᵐ temps. — Au bout de trois à six mois, on sectionne les adhérences du scrotum et du testicule à la cuisse et on suture les plaies qui en résultent.

En cas d'ectopie bilatérale, il ne faut pas fixer les deux testicules en même temps, l'exiguïté du scrotum ne s'y prêterait pas. On fixe un testicule puis dans une séance ultérieure on le libère et on fixe l'autre.

Procédé de Paul Delbet. — La méthode dans ses grandes lignes peut s'exposer ainsi : Après libération soignée du testicule et des éléments du cordon, passer un fil d'argent moyen, en anse dans l'albuginée du pôle inférieur du testicule, creuser ensuite une loge dans le scrotum, perforer le point infime de cette loge de dehors en dedans, avec une aiguille de Reverdin, engager dans le chas de l'aiguille les deux extrémités de l'anse sans les nouer et les ramener au dehors. On attire alors scrotum et testicule aussi loin que possible contre la peau d'une des régions péri-inguinales, on passe une des branches de l'anse sous la peau de l'aponévrose et on la lie à sa congénère, par-dessus la peau. Un pansement maintient et protège le tout. Si l'on a soin, en libérant le cordon, de faire une incision cutanée petite et de la placer un peu bas, l'opération ne laisse aucune trace et répond même aux besoins modernes d'esthétique.

Comme lieu de fixation, P. Delbet a employé deux fois la fixation crurale. La traction exercée est un peu douloureuse. Il a fait aussi la fixation au périnée. Enfin il fixe maintenant le testicule devant le bord supérieur de l'arcade pubienne en plaçant le fil à la face interne du testicule et à la face antérieure du scrotum.

Procédé de Winivarter. — M. V. Winivarter fait l'incision cutanée le long du cordon : il isole le processus vaginal qu'il incise circulairement, comme le fait Schüller ; les deux parties se séparent et il peut ainsi attirer le testicule jusque dans le fond du scrotum : ce dernie₋ est perforé à sa partie la plus déclive ; l'opérateur détache alors de la surface interne du haut de la cuisse un lambeau cutané qui n'adhère plus à la cuisse que par son bord inférieur ; il applique ce volet cutané en même temps que celui-ci est réuni aux bords de l'ouverture scrotale qui se trouve ainsi fermée. C'est ce lambeau resté en continuité avec la cuisse par son bord inférieur qui va nourrir le testicule et en même temps l'empêcher de remonter le long du trajet inguinal. Pour terminer l'opération M. Winivarter traite comme un sac herniaire la partie supérieure du processus péritonéal et il ferme le canal inguinal ; quant à la partie inférieure de ce processus, celle qui, à la suite de la section circulaire, a suivi le testicule jusque dans le scrotum, elle sert à reconstituer une nouvelle vaginale autour de la glande spermatique.

Après douze à quinze jours, le lambeau fémoral est détaché complètement de la cuisse et dès lors, il fait partie intégrante du scrotum dont il forme le fond.

Procédé de Dejardin. — Dejardin a proposé aux procédés de fixation à la cuisse la modification suivante :

Au lieu de faire la boutonnière directement au fond de la bourse, inciser le scrotum verticalement le long de son bord externe depuis le fond de la bourse jusqu'au point où, vers le haut, celle-ci se continue avec la commissure de la cuisse : puis, immédiatement en regard de cette incision, il faut en faire une autre, verticale également et de même hauteur, à la partie la plus élevée de la face interne du membre inférieur le long des adducteurs, les deux incisions se continuant l'une dans l'autre en haut, en suivant une ligne courbe. On isole alors à la cuisse un petit lambeau cutané en avant et un autre en arrière de la dernière incision ; ces deux lambeaux ont la forme des deux battants d'une porte ; on introduit la moitié interne du testicule abaissé au préalable, entre ces deux lambeaux fémoraux, on le fixe là par de fines sutures ; puis on réunit le lambeau antérieur de la cuisse au bord antérieur de l'incision scrotale et, de la même façon, en arrière du testicule, le lambeau postérieur au bord postérieur de l'incision de la bourse.

Après dix ou quinze jours, l'adhérence est établie, on enlève les fils cutanés. Le testicule se trouve maintenant inclus mi-partie dans le scrotum et mi-partie sous la peau de la cuisse ; on peut déjà permettre la marche, d'abord avec précaution : au bout de trois mois ou même plus longtemps, s'il est nécessaire, on fera la séparation pour rendre le scrotum et la glande libres de leurs attaches fémorales, pour cela, on sectionne, à leur base, les deux petits volets cutanés de la cuisse auxquels grâce aux sutures le testicule est devenu adhérent ; ces deux lambeaux réunis constituent maintenant la paroi latérale externe du scrotum et celui-ci qui, parfois est, avant l'opération, insuffisant dans certains cas, se trouve agrandi d'autant. Il ne reste plus qu'à fermer le tout par suture.

6° Procédés de fixation du testicule par traction élastique.

Procédé de Watson Cheyne. — W. Cheyne est le premier qui employa la traction mécanique pour s'opposer à la réascension du testicule. Voici comment cet auteur pratiquait.

Une ceinture métallique était fixée autour de la taille de l'enfant : de cette ceinture partaient deux fils métalliques qui descendaient en suivant le pli génito-crural et passaient en sous-cuisse. Les deux fils verticaux étaient réunis par une bande horizontale passant au-dessous du scrotum. L'appareil étant en place un fort fil de catgut fut passé à travers les éléments du cordon et les deux extrémités ramenées à travers les éléments du scrotum et fixées au milieu de la barre horizontale. L'appareil fut laissé en place pendant onze jours et le résultat fut très bon.

Procédé de Tuffier. — Tuffier a aussi employé la traction élastique. Il passe un fil de caoutchouc de 3 millimètres de diamètre dans un lambeau de la vaginale, lui fait traverser le scrotum et vient le fixer par un appareil approprié au genou de l'enfant correspondant au testicule ectopique.

Procédé de Longard. — Longard emploie un procédé très simple ; après avoir pratiqué l'orchidopexie par la méthode habituelle au lieu de couper les fils il les fixe à la face interne de la cuisse.

Procédé de O. Lanz. — Dans les cas graves d'ectopie, Lanz emploie l' « extension » du testicule. Après avoir libéré l'organe autant que possible, tout en respectant le canal déférent et les vaisseaux du cordon, on introduit une sonde le long du gubernaculum et l'on vient la faire saillir au périnée qu'on incise sur la pointe de l'instrument. Par cette boutonnière, on passe une pince avec laquelle on saisit le pôle inférieur du testicule pour l'attirer vers le périnée. On reforme alors une vaginale, puis on ferme le canal inguinal par la méthode de Bassini, mais en suturant les fibres musculaires devant et non derrière le canal déférent, de façon à rejeter l'émergence de ce dernier aussi en dedans que possible, ce qui diminue sa tension. Quant à la fixation du testicule dans sa nouvelle place, elle s'opère de la façon suivante, dans le pôle inférieur du testicule on passe une boucle métallique en forme d'S dont l'anse inférieure reste en dehors de la plaie et sert à fixer un lien élastique qui vient s'attacher à une traverse plâtrée reliant les deux genoux eux-mêmes fixés dans une genouillère de même nature. Par cette traction élastique dont on peut facilement graduer l'intensité, on prévient, dans la mesure du possible, la réascension du testicule à son ancienne place.

Procédé de Tomaschewsky (1904). — Donne une modification du procédé de Longard : il cherche à rendre l'extension plus nette et plus intensive en accrochant les fils à un lien qui est fixé au pied du côté correspondant ; pendant trois semaines l'extension est maintenue. Les résultats sont bons.

Procédé de L. Bidwel. — L. Bidwel emploie également la traction élastique : Il passe un fil de caoutchouc à la partie inférieure du testicule.

Procédés de fixation indirecte par l'intermédiaire du cordon. — On a essayé de fixer le testicule non plus directement, mais indirectement, en passant dans la paroi du cordon : celui-ci ne pouvant remonter, le testicule devait aussi rester en place.

1° Fixation du cordon aux piliers inguinaux.

Procédé de Tuffier. — Tuffier a eu le premier l'idée de fixer le cordon aux piliers inguinaux : Il combinait cette fixation à l'orchidopexie simple. Il fixe aux deux piliers ou seulement au pilier externe, les parties cellulaires ou même l'une des petites veines spermatiques au moyen d'un fil de soie. Le ou les deux fils sont disposés de façon à exercer une légère traction de haut en bas sur la partie du cordon comprise dans l'abdomen de sorte que le testicule ne subit plus aucun retrait de ce côté et n'a plus tendance à remonter.

Procédé de Richelot. — En 1890, M. Richelot a donné à la Société de chirurgie cette description de son procédé :

« Je ne fixe pas le testicule au scrotum, mais avec l'aiguille de Reverdin, je place trois gros fils de catgut qui rétrécissent l'anneau et le trajet inguinal en passant à travers les éléments du cordon. Ces fils sont pareils aux sutures profondes par lesquelles on rétrécit le trajet herniaire en terminant la cure radicale, avec cette différence qu'ils prennent les couches externes du cordon pour les fixer à l'aponévrose abdominale et ne respectent que le canal déférent et l'autre spermatique.

M. *Monod* a employé avec succès le même procédé avant la description de M. Richelot.

M. Rieffel l'utilise également dans son procédé complexe que nous décrirons plus loin.

2° Fixation du cordon sur toute sa longueur à l'aponévrose du grand oblique.

Les procédés de Tuffier et de Richelot ont attiré l'attention sur l'importance de la fixation du cordon qui, bien que contestée par plusieurs chirurgiens et notamment par Lucas-Championnière, paraît pourtant avoir une grande importance. Aussi est-elle pratiquée et défendue par un grand nombre de chirurgiens, mais pour la rendre plus efficace, la plupart des chirurgiens font une suture plus complète et fixent le cordon à l'aponévrose du grand oblique sur toute la longueur de son trajet vaginal.

Procédé de Delagénière (du Mans). — Après avoir soigneusement isolé le cul-de-sac vagino-péritonéal, temps très important d'après lui, Delagénière procède à sa division : il le coupe transversalement, ferme la partie supérieure qu'il refoule dans l'abdomen et forme avec le reste une vaginale pour le testicule. En isolant doucement le cordon des organes voisins, on peut faire descendre le testicule.

Delagénière fixe alors le testicule.

1° Par orchidopexie : à l'aide d'un ou deux crins de Florence qui traversent l'albuginée et se fixent au fond des bourses.

2° Par funiculopexie : en exécutant le procédé de Bassini, il suture à la fois l'aponévrose du grand oblique à elle-même et au cordon : cette suture doit être faite avec un catgut en surjet peu serré pour ne pas entraver la circulation du testicule. Elle empêche l'ascension progressive et secondaire de la glande.

Delagénière n'a eu qu'un mauvais résultat sur 17 cas.

Procédé de Tailhefer. — 1° Incision allant de l'orifice du canal inguinal au fond des bourses ;

2° Cure radicale d'une hernie inguinale, c'est-à-dire :

Incision de la paroi antérieure du canal inguinal.

Dégagement du cordon.

Incision de l'enveloppe du cordon.

Dissection du conduit péritonéo-vaginal ou de ce qui en reste. Extirpation de ce conduit. Je ne laisse que la vaginale testiculaire qui se ferme par un point.

Extirpation de toutes les brides fibreuses ou musculaires qui fixent le cordon ou le testicule.

3° Je m'occupe alors du scrotum : je creuse avec le doigt un sac scrotal ; je dilate ce sac avec des pinces hémostatiques.

4° Jusqu'ici mon procédé ne diffère en rien des autres procédés, voici sa partie originale :

Je suture la paroi antérieure du canal inguinal après avoir replacé de cordon dans le lit inguinal, points séparés, catgut 1, qui prennent les tuniques scrotales sans perforer la peau.

Cette suture, à points séparés, prenant les tuniques scrotales (sans perforer la peau) à droite et à gauche du cordon, est plus simple, plus rapide que les points en bourses que j'avais d'abord adoptés et donnent le même résultat.

Pour faciliter cette suture du scrotum, je retourne au préalable le scrotum et un aide le maintient retourné au moyen de pinces de Kocher. La manœuvre est très simple et très rapide.

De cette façon, le testicule ne peut remonter car il ne peut franchir la passe, le goulot très étroit qui est au-dessus de lui et dans lequel peut passer seulement le cordon. Il est aussi incarcéré au fond du puits scrotal.

Les avantages de ce procédé sont d'abord son extrême simplicité : c'est une cure radicale de hernie avec suture de la paroi antérieure prolongée jusqu'au fond du scrotum. Le cordon est maintenu par des points non seulement au niveau de la région inguinale, mais encore dans le scrotum. En outre, on ne touche pas aux vaisseaux, du cordon ; la circulation du testicule et par suite sa fonction ne peuvent être altérées. J'ai pratiqué deux fois cette opération.

Procédé de Peyrot et Souligoux (Congrès de chirurgie, 1902). — L'opération comprend tout d'abord les temps classiques : 1° incision de la paroi antérieure du canal, jusqu'à l'orifice supérieur ; 2° dissection du sac herniaire ou des débris du conduit péritonéo-vaginal. Pour pratiquer cette dissection, il faut étaler le cordon et regarder par transparence comme le conseille M. Monod. On voit alors facilement, dans la plupart des cas, le sac, le canal déférent et les vaisseaux. La séparation du conduit péritonéo-vaginal doit être conduite très loin vers le haut jusque dans le ventre. On éprouve dans ce temps opératoire des difficultés parfois assez grandes, tenant soit à la minceur extrême du sac, soit aux adhérences intimes qu'il présente avec les éléments du cordon, des faisceaux trop courts du crémaster externe ; 3° création avec le doigt, par dissociation, d'une loge scrotale dans laquelle sera placé le scrotum.

L'originalité du procédé est basée sur les considérations suivantes : quand on a placé le testicule dans les bourses, après avoir libéré toutes les adhérences du cordon, deux forces tendent à le ramener vers le haut : l'une agissant de haut en bas, c'est l'élasticité propre du cordon ; l'autre agissant de bas en haut, c'est l'élasticité du scrotum qui tend à expulser le corps étranger qui est dans ce cas le testicule.

Pour lutter contre l'élasticité du cordon, l'aide maintenant le testicule au fond du scrotum, on place de chaque côté du cordon deux fils de catgut qui passent : 1° en dedans, à travers les débris celluleux internes du cordon et les tissus fibreux (tendons et périoste) qui recouvrent le pubis ; 2° en dehors, à travers l'aponévrose des adducteurs, les fibres externes et les débris cellulaires externes du cordon. Bien entendu, si l'on a voulu faire la cure radicale à la Bassini, le premier temps en aurait été fait auparavant.

Par ces points de suture, le cordon est bien fixé et le testicule appendu, à pédicule de 4 centimètres de long, n'éprouve plus aucune traction du fait de la partie inguinale du cordon.

Pour lutter contre l'élasticité de la bourse, il faut reconstituer les adhérences qui sur un individu normal font de l'appareil testiculaire et scrotal un tout qui se meut ensemble. En un mot, il faut fixer le cordon au scrotum.

Le testicule étant toujours bien maintenu par l'aide, on place un premier fil qui, cheminant sous la peau scrotale, vient passer sur la face antérieure du cordon, au milieu des débris celluleux, près de l'épididyme et ressort, toujours cheminant sous la peau, au milieu de l'incision. On étage ainsi en remontant trois ou quatre fils disposés de la même façon. Quand ces fils sont noués, le testicule reste forcément au fond du scrotum où il est maintenu par le premier fil en bourse, et testicule, cordon, scrotum ne font plus qu'un tout comme à l'état normal. Si la bourse se contracte, le testicule montera. Si elle se dilate, le testicule la suivra dans sa descente.

Le pansement présente une importance considérable. Si, par les plis de la bande, on applique le testicule contre le pubis, on risquera de voir les surfaces cruentées se souder ensemble et réduire d'autant le scrotum. Aussi faut-il laisser le scrotum en dehors de ce pansement. Trois tours de bande passent au-dessus de lui, près de sa racine, et par leur pression contribuent encore à empêcher l'ascension de la glande. Bevan (*Central. für Chir.*, 1904) a depuis imité cette méthode.

C'est ici que doit être placée la description de mon procédé sur lequel je reviendrai plus loin.

Spermoloropexie. — Procédé de M. Alivisatos, professeur agrégé à la Faculté de médecine d'Athènes.

Sous anesthésie chloroformique, on incise le canal inguinal comme pour la cure radicale d'une hernie. On met à nu le cordon et le testicule, puis on dissèque attentivement et complètement le cordon, en le libérant des multiples adhérences fibreuses qui le maintiennent en place et qui constituent la cause principale de l'ectopie testiculaire. Ce temps de l'opération demande beaucoup de soin, car il est parfois entouré d'assez nombreuses difficultés et c'est de lui que dépend le succès de l'intervention. Lorsqu'il est terminé, la mobilisation du cordon et la descente du testicule dans le fond du scrotum s'effectuent facilement, aussitôt que l'on a détruit avec le doigt le tissu fibreux qui ferme l'entrée des bourses. Après avoir clos le trajet inguinal et le canal péritonéo-vaginal comme s'il s'agissait de la cure radicale d'une hernie, on procède à la fixation du cordon au niveau de la symphyse. Pour cela, on engage une forte aiguille de Reverdin d'abord dans le périoste symphysien, puis dans la tunique fibreuse du cordon. On avive à l'aide de quelques légères scarifications les parties amenées en contact et on les réunit par un fil de soie. Au besoin on placerait de même un second point de suture.

Procédés qui s'opposent à l'ascension de la glande.

1° *Fermeture soigneuse du trajet inguinal.* — M. Routier pense que la fixation du testicule dans les bourses ou en un autre point est parfaitement inutile. Il se contente de dégager le mieux possible le testicule et son cordon:

Il place un point sur la gaine du cordon au niveau de l'orifice inguinal externe. Mais il ne compte guère sur celui-ci et a surtout pour objectif la réfection complète du canal inguinal qui s'opposera à la réascension de la glande.

M. Reynier suit une pratique analogue, convaincu du reste que le testicule remontera toujours s'il a tendance à remonter.

M. Villard, de Lyon, considère que le procédé de choix consiste à faire un Bassini qui permet une cure radicale de la hernie, une dissection haute du cordon et une réfection de la paroi abdominale qui forme le meilleur obstacle à la réascension de la glande. Il fixe celle-ci par un point au fond des bourses.

Rétrécissement de l'anneau inguinal.

Procédé de Félizet. — M. Félizet est extrêmement sceptique sur les résultats de l'orchidopexie : il pense que si le cordon est court, le testicule remontera, quoi qu'on fasse pour le retenir dans le scrotum.

Cependant il a proposé un procédé particulier pour s'opposer à la réascension :

Après avoir libéré de son mieux le testicule et le cordon il rétrécit l'orifice externe du canal inguinal avec des fils d'or, de manière à pincer le cordon et à gêner la circulation veineuse en retour. Il pense ainsi produire une stase veineuse, un véritable varicocèle. Le testicule se tuméfie et devient douloureux ; chaque jour il descend et vers le troisième ou quatrième jour il atteint la loge qu'on lui a préparée au fond des bourses. Le cordon reste dur assez longtemps. Il constitue une sorte de cylindre épais, suspendu à l'orifice inguinal externe et pesant sur le testicule comme un cachet.

Ce procédé a été imité par Ruff qui emploie la technique suivante :

Ruff. — Cet auteur a modifié la technique de Katzenstein: il ne fixe pas le testicule au fond des bourses par suture, mais il fait une fermeture presque complète par suture du canal inguinal pour obtenir une stagnation veineuse dans le testicule, ainsi le testicule augmenté de volume et de poids ne peut plus remonter dans le canal inguinal et amène un allongement progressif du cordon.

L'auteur a vu un bon résultat après quatre mois.

Les procédés de Ruff et de Félizet peuvent donner un bon résultat au point de vue esthétique: en ce sens qu'on a descendu et maintenu un testicule dans les bourses, mais il est probable qu'ils ne valent rien au point de vue fonctionnel; car le trouble circulatoire qu'ils provoquent dans le testicule amène à coup sûr la perte de la glande à sécrétion externe et peut-être de la sécrétion interne: autant vaudrait une castration.

3° Passage à travers l'os.

Procédé de Nélaton et Ombredanne (1897). — Lorsque le testicule a été suffisamment descendu, ces auteurs proposent, pour empêcher la glande de remonter, de faire passer le cordon à travers le pubis.

Au moyen d'une pince à emporte-pièce on enlève d'un seul coup, dans le corps du pubis, au niveau de la portion mince, à 8 centimètres au-dessous du bord supérieur, une rondelle osseuse de 1 centimètre environ. La scie à chaîne sectionne le pont osseux sous-jacent à son extrémité interne, puis, avec une pince à séquestre, ce pont est relevé en dehors avec sa charnière périostique. Le cordon est ensuite couché dans le tissu adipeux prévésical au fond de la gouttière osseuse pubienne.

« Le pont qui va transformer la gouttière en un anneau est rabattu et maintenu par un point de catgut passé dans son périoste antérieur d'une part, dans celui de l'angle pubien d'autre part. »

Les auteurs en rapportent quatre observations favorables.

Procédé de Franck (1898).— Cet auteur procède à peu près de la même façon, cependant au lieu de faire un trou dans le pubis, il y creuse simplement une gouttière dans laquelle il place les éléments du cordon. Son but est de remédier à la brièveté du cordon en lui faisant parcourir le chemin le plus court.

Ces deux procédés (Nélaton et Ombredanne et Franck) ont l'avantage de permettre de fermer très hermétiquement l'anneau inguinal externe sans craindre de faire la compression des veines du cordon : la paroi est ainsi très solide.

4° *Augmentation de volume du cordon.*

On a cherché à rendre la réascension impossible en augmentant le volume du cordon, en en faisant un tube épais et rigide qui passe à frottement dur dans le canal inguinal, sans fixer le cordon à la paroi.

Ce procédé a été employé surtout par M. Kirmisson.

M. Berger l'emploie également, mais il y a ajouté l'orchidopexie simple.

M. Bérard augmente le volume du cordon en faisant le retournement du canal vagino-péritonéal qu'il suture derrière le cordon.

Voici comment M. Kirmisson décrit son procédé :

Procédé de Kirmisson. — Comme la plupart des chirurgiens, j'ai commencé par fixer le testicule à la paroi du scrotum, cherchant à réaliser une véritable orchidopexie. Sur un malade opéré par moi, en 1889 à l'Hôtel-Dieu, j'ai même traversé la tunique albuginée par un fil de soie fixé d'autre part à la paroi scrotale. Ce malade est le même dont notre regretté collègue Gérard-Marchant a entretenu la Société de chirurgie et chez lequel il a dû pratiquer la castration, en raison des douleurs dont le testicule ainsi fixé était devenu le siège. Plus tard, je traversai non l'albuginée, mais seulement le feuillet pariétal de la tunique vaginale. Mais prendre point d'appui sur les parois du scrotum, c'est bâtir sur le sable : en effet, les parois scrotales excessivement mobiles se laissent invaginer en doigt de gant, et le testicule remonte avec elles. Aussi, renonçant à toute idée de fixation du testicule ou d'orchidopexie, en suis-je venu à pratiquer seulement l'abaissement artificiel de la glande, et, pour m'opposer à sa réascension, me suis-je efforcé de faire tout autour du cordon, avec les débris de son enveloppe celluleuse, une ligne de sutures au catgut qui, commençant au niveau de l'orifice externe du canal inguinal, se prolonge jusqu'au pubis. J'arrive ainsi, suivant les cas, à placer les uns au-dessus des autres cinq à six points de suture. Mon but, en agissant ainsi, c'est de constituer tout autour du cordon une tige rigide, une véritable attelle, qui maintienne le testicule écarté de l'orifice externe du canal inguinal, et s'oppose à sa réascension. Il m'est même arrivé, dans quelques cas où je voulais exagérer cette action, d'exciser audevant du cordon un lambeau elliptique de la peau, afin d'avoir une ligne de suture cutanée tendue, qui maintienne le testicule écarté de l'orifice externe du canal inguinal. J'ai commencé à employer ce procédé dans la dernière année de mon séjour aux Enfants-Assistés ; mais les notes prises sur ces opérations manquent de précision, aussi ne tiendrai-je compte que des opérations pratiquées par moi depuis mon arrivée à l'Hôpital Trousseau en 1898.

Depuis cette époque, mes opérations sont au nombre de 86. Les 6 dernières ont été pratiquées par moi en 1906 ; nous les écarterons comme trop récentes. Restent 80 opérations faites depuis 1898 jusqu'à la fin de 1905.

Je n'ai point perdu de malade. La seule complication que je trouve notée, c'est la blessure du canal déférent, chez un malade dont le testicule situé notablement au-dessus de l'orifice externe du canal inguinal, se laissait difficilement abaisser. Or, chose curieuse, ce malade est un de ceux que nous avons pu examiner dernièrement, et nous avons pu constater que, chez lui, le testicule présentait un développement très satisfaisant, il n'y avait donc pas eu d'atrophie.

Dans bon nombre d'opérations, il est noté que le cordon est très court, le testicule ne se laisse pas abaisser au delà de la racine des bourses ; quelquefois même le testicule est le siège d'une atrophie considérable. On comprend que, dans ces conditions, on ne puisse guère espérer un bon résultat. Aussi la division établie par M. Souligoux dans son rapport me paraît-elle pleinement justifiée. Il y a des cas où l'ectopie consiste essentiellement dans un arrêt d'évolution du testicule; dans d'autres cas, elle est liée à une atrophie considérable de la glande et des éléments du cordon, contre laquelle viendront échouer tous les procédés opératoires.

5° *Rétrécissement sus-testiculaire.*

L'idée de rétrécir le scrotum au-dessus du testicule pour emprisonner la glande dans une sorte de bourse a été utilisée par plusieurs chirurgiens.

Déjà Gasparini (1905) rapporte qu'il fait une suture circulaire autour du cordon au point d'entrée de la glande dans le scrotum.

M. Baudet à décrit en 1906 un procédé analogue.

Procédé de R. Baudet. — R. Baudet abaisse le testicule en isolant bien le cul-de-sac péritonéo-vaginal et en décollant le canal déférent jusque dans la fosse iliaque et les vaisseaux le plus haut possible, il n'a jamais été obligé de sectionner aucun de ces organes.

Pour fixer le testicule abaissé il fait le cerclage sus-testiculaire.

Il traverse avec un seul catgut toute l'épaisseur des bourses, de part en part, en ayant soin de raser le sommet du testicule et de passer en dehors du cordon. L'anse de ce fil est donc en plein scrotum. Les deux chefs sont libres hors du scrotum.

Tandis qu'il maintient avec un doigt le testicule au fond des bourses et qu'il l'agrippe avec les doigts de l'autre main pour l'attirer en bas, l'aide noue le fil sur la face externe du scrotum, il le noue assez serré pour que le testicule ne puisse remonter à travers l'anse de fil, pas assez cependant pour que le cordon compris dans l'anse soit étranglé. Ce fil est enlevé du dixième au douzième jour. Le testicule est encerclé dans sa loge : il est comme enfoui dans un sac dont on aurait noué les cordons au-dessus de lui.

Procédé de Rieffel. — Dans un premier temps M. Rieffel après incision des plans superficiels, détruit toutes les adhérences périphériques extra-inguinales.

Dans un second, il avive systématiquement le trajet inguinal tout entier, puis dans un troisième temps, il écarte et soulève le bord intérieur des muscles petit oblique et transverse, manœuvre qu'il considère comme très importante.

Le quatrième temps est capital : il consiste à suivre les adhérences profondes qu'on rencontre toujours, à serrer de très près le canal déférent, les vaisseaux et les nerfs du cordon et à couper tout le reste. On se servira pour cette dissection de petits ciseaux courbes, analogues à ceux qu'on emploie en chirurgie oculaire et on remontera jusqu'à l'anneau inguinal profond. S'il y a hernie concomitante, on isolera le sac comme le font tous les auteurs après l'avoir ouvert, et l'on traitera la hernie comme il est classique de le faire.

Si l'ectopie est simple, on ouvrira quand même le processus vagino-péritonéal, on le suivra aussi haut que possible, sans crainte de l'ouvrir en plusieurs endroits.

Il faut que la séparation entre le cordon et le péritoine soit absolument aussi complète que possible : elle a une importance relativement plus grande que la suture transversale des autres tuniques du cordon.

Si la dissection est bien faite, il est rare que le testicule ne descende pas au moins au niveau de la racine des bourses, sans sectionner les vaisseaux spermatiques.

On crée alors une loge scrotale en refoulant tous les tissus au niveau de l'extrémité inférieure de l'incision, même en déployant une certaine force, le péritoine est fermé par un ou deux points de suture, au catgut.

La glande est confiée à un aide qui tire modérément sur le cordon et on procède du même coup à la reconstitution de la paroi et à la fixation du cordon en faisant un Bassini modifié. On pose trois fils de catgut qui traversent la face profonde de l'arcade crurale, le cordon et la partie inférieure des muscles petit oblique et transverse.

On termine la fixation par un crin de Florence, sur lequel on charge la peau, le tissu cellulaire, etc., de manière à ne laisser que la plus juste place suffisante pour le cordon. On finit l'opération en fermant le grand oblique et la peau sans drainer.

Procédé de Schüller. — Incision oblique sur le trajet du canal inguinal jusqu'au scrotum, sans atteindre celui-ci : libération du processus vaginal, qui a la forme d'un soc allongé en doigt de gant : ouverture du sac et mise à nu du testicule, de l'épididyme et du canal déférent. Si on cherche à attirer le testicule, en général on ne peut y arriver. Il faut couper la tunique vaginale commune, les tuniques musculaire et fibreuse du cordon juste au-dessus du testicule par une incision circulaire : le testicule peut alors être amené dans le scrotum et l'on y fixe par des points de catgut passés à travers sa paroi postéro-inférieure et à travers la peau et les enveloppes du testicule : de plus, on fait à la base du scrotum une suture en bourse peu serrée entourant le cordon et empêchant le testicule de remonter. Enfin le processus vaginal, les couches superficielles, l'anneau inguinal externe et la peau sont suturés. S'il y a une hernie concomitante, on en fait la cure radicale en isolant le processus vaginal qu'on réséque et lie et en faisant la reconstitution du canal inguinal suivant le procédé ordinaire.

Luxation du testicule.

Procédé de Hahn. — On fait une incision sur le trajet inguinal et le scrotum du côté correspondant, on dissèque le testicule et le cordon qu'on libère de toutes les adhérences. Puis le doigt est enfoncé dans le tissus cellulaire des bourses, il y crée un chemin au testicule: sur le bout du doigt, tout au fond du scrotum on fait une incision, et on fait passer le testicule à travers cette incision, on le luxe hors du scrotum: on suture ensuite l'incision supérieure et l'incision inférieure et on fait un pansement sans compression sur le testicule ainsi fixé hors de sa loge. Au bout de six à sept jours, on fait sauter les sutures scrotales, on réintroduit le testicule dans les bourses et on suture sur lui.

Buddo, dans l'*American Journal of Urology*, rapporte qu'il a employé plusieurs fois ce procédé avec succès.

Autoplastie cutanée.

Procédé de Beck. — On fait une incision semblable à celle qui est pratiquée pour la cure radicale de la hernie inguinale d'après le procédé de Bassini. Cette incision commence à l'anneau inguinal externe et descend, sur une étendue d'environ 8 centimètres le long de la direction normale du cordon spermatique, en sectionnant l'aponévrose du grand oblique, la tunique crémastérienne et le fascia transversalis. La loge du testicule une fois ouverte on abaisse la glande après l'avoir libérée des adhérences péritonéales et des faisceaux de tissu conjonctif qui la retiennent. Ayant de la sorte mobilisé le testicule, on l'insère dans le scrotum, et, afin d'éviter toute récidive de l'ectopie, on a soin de disséquer un lambeau se dirigeant du bord externe de l'anneau inguinal vers le bas, que l'on retourne de façon à pouvoir le fixer, en lui donnant une forme semi-lunaire, au côté opposé de la plaie. Cette bande semi-lunaire entoure le testicule à la manière d'une cravate, et l'organe se trouve ainsi retenu comme dans une boutonnière. La longueur à donner au lambeau en question dépend de l'extensibilité plus ou moins grande du cordon.

Tout en remédiant définitivement à l'ectopie testiculaire, le procédé dont il s'agit a pour effet de rétrécir le canal inguinal ce qui constitue un avantage très appréciable dans les cas où il existe une tendance à la hernie.

Attelle métallique.

Procédé de G. Starr. — Au niveau de l'orifice inguinal externe, Starr fait une incision longue de 25 centimètres suivant le trajet du cordon et descendant sur les bourses. Au moyen d'un instrument mousse il creuse dans le scrotum un plan de clivage destiné à former la loge du testicule. Le cordon est alors libéré aussi bien que possible, l'auteur ne craint pas de sacrifier des veines et même l'artère spermatique, mais il faut conserver l'artère déférentielle. Le testicule est alors fixé par quelques points de suture au catgut passés à travers l'albuginée à la partie inférieure d'une petite tresse de fil d'argent ayant une longueur de 5 à 7 cm. 1/2. Les deux fils terminant l'extrémité intérieure de la tresse sont passés à travers le scrotum, puis rabattus sur la peau. La fixation ainsi obtenue est renforcée par deux crins maintenant l'albuginée contre le fond des bourses au niveau même de la sortie de ces fils métalliques. L'extrémité supérieure de la tresse est fixée au périoste pubien par un fil de catgut. En somme c'est une véritable attelle métallique qu'on place dans le scrotum, qu'on fixe au testicule et qui empêche celui-ci de remonter. Pour finir l'opération on n'a plus qu'à refermer la plaie cutanée tout en ramassant au passage les fibres sectionnées du crémaster ou de la gaine du cordon, au douzième jour, on enlève les sutures cutanées : les extrémités des deux chefs formant la tresse métallique sont saisies avec une pince et la petite attelle est ainsi retirée.

G. Starr a obtenu dans un cas un résultat très satisfaisant et il pense que son procédé serait avantageusement applicable aux cas où le testicule serait retenu dans le canal inguinal ou au voisinage de l'orifice externe.

RÉSULTATS OPÉRATOIRES

On peut, avec Villard, distinguer les résultats opératoires en 2 catégories :

1° Résultats anatomiques ;

2° Résultats fonctionnels.

1° *Résultats anatomiques.*

Il faut entendre par résultats anatomiques, le maintien du testicule dans la situation où on l'a placé, et aussi le maintien de la cure radicale de la hernie.

Félizet sur 4 cas (thèse de Bernis) a vu 4 fois la réascension de la glande.

Tédenat sur 14 cas a vu 4 insuccès, le testicule est remonté dans le canal inguinal.

Villemin a obtenu :

8 résultats satisfaisants ;

6 imparfaits ;

1 mauvais.

A. Broca a donné une statistique très importante : Il a réuni 138 cas d'orchidopexie dont il a pu suivre 76.

La hernie est guérie chez tous.

Le résultat a été :

Parfait dans 31 cas ;

Bon dans 35.

Dans 13 cas il y a eu atrophie du testicule.

Lucas-Championnière a opéré 37 cas dont 5 doubles.

> Abaissement obtenu dans 23 cas ;
> Deux cas doubles guéris après quatre et huit ans ;
> Les autres n'ont pas été revus.

Dans 17 cas l'abaissement n'a pu être fait, il a fallu pratiquer la castration.

Mignon dans 3 cas opérés par son procédé a obtenu 3 guérisons.

Villard réunissant 112 opérés de divers chirurgiens trouve :

> Résultat parfait 56
> Insuccès 18
> Cas douteux. 24

Il fait remarquer que les résultats au point de vue opératoire ont été en s'améliorant à mesure que la technique elle-même s'est perfectionnée. Il est impossible encore de juger le détail de la valeur de chaque procédé, mais les résultats heureux obtenus dans presque la moitié des cas doit encourager dans la pratique de l'orchidopexie.

M. Rieffel sur 15 cas a obtenu:
> 9 résultats bons ;
> 6 assez bons.

M. Kirmisson sur 13 cas :
> 10 résultats bons ;
> 2 passables ;
> 1 trop récent pour juger.

MM. Peyrot et Souligoux sur 35 cas ont toujours obtenu un bon résultat quant à la fixation.

M. Depage a pratiqué 21 fois l'orchidopexie. Ses résultats, rapportés en 1906, dataient de neuf ans à un an. D'une façon générale les résultats ont été bons. Sur 10 opérés récemment revus :

7 avaient le testicule en bonne place ;

3 avaient le testicule remonté dont un adhérent à l'anneau inguinal.

M. Depage considère l'orchidopexie comme une bonne opération.

M. Willems (de Gand) est du même avis, mais n'apporte pas de chiffres précis.

M. Bousquet (de Clermont-Ferrand) rapporte 5 observations d'ectopies opérées avec de bons résultats : toutefois il pense qu'avec les opérations les mieux conduites le testicule peut remonter jusqu'au pubis.

M. Cartier (de Lille) a opéré 15 cas d'ectopie sur 40 malades vus.

Il a pu suivre 8 opérés (5 à droite, 3 à gauche). Bons résultats.

L'orchidopexie est pour lui une bonne opération : le seul incident post-opératoire possible est un hématome des bourses dans les vingt-quatre ou quarante-huit heures.

M. Delagenière (du Mans) a pu suivre 17 de ses opérés.

Dans un cas d'ectopie double, il a fallu enlever un des testicules descendu trop fortement et qui avait subi des troubles de nutrition.

Dans les 16 autres cas :

Résultats parfaits	. . .	4
— satisfaisants	. .	10
— médiocres	. .	1
— mauvais	. . .	1

La différence obtenue dans le résultat tient surtout à deux facteurs : le degré de l'ectopie et l'âge du sujet.

M. Frœlich (de Nancy) a opéré 17 malades : dans 6 cas il y avait ectopie double : il a donc fait 23 orchidopexies.

Il a pu revoir 8 opérés au moins deux ans après l'intervention : dans 2 cas il y avait atrophie complète, dans

2 cas diminution de volume, dans 4 cas volume normal·
Quant à la situation :

1 fois le testicule était dans le pli génito-crural.
5 fois à la partie moyenne du scrotum ;
2 fois tout au fond du scrotum.

M. Rawling (de Londres) a réuni 120 cas d'orchido-pexies pratiquées par ses collègues anglais dans les cinq dernières années : Il en donne les résultats en 1008 à « The Harveian Society ».

La méthode de choix consiste évidemment à abaisser le testicule et à le fixer en bonne place. Il peut être nécessaire pour l'abaissement de couper les éléments du cordon sauf le déférent et son artère ou de détacher le corps et la queue de l'épididyme.

Le premier procédé employé 4 fois n'a pas donné d'accident immédiat, mais 3 fois sur 4 le testicule a remonté et s'est atrophié.

Le deuxième procédé a été employé 5 fois et n'a donné qu'un succès.

Dans la plupart des cas où l'opération a consisté à remettre le testicule en bonne place, on s'est contenté d'en fixer le pôle inférieur au fond du scrotum ; 20 malades ont pu être suivis.

21 avaient une ectopie inguinale :

5 ont eu une récidive inguinale ;
6 ont eu une récidive pubienne ;
6 — — — pubo-scrotale ;
4 ont un testicule scrotal.

8 malades avaient une ectopie pubienne.
6 ont récidivé complètement ;
2 ont un testicule en position pubo-scrotale.
Ce qui fait 4 succès sur 20 cas.

La position pubienne ou pubo-scrotale ne saurait être considérée comme un succès même relatif, car elle ne vaut rien pour le testicule qu'elle expose aux traumatismes : elle est souvent douloureuse, elle prédispose à la dégénérescence néoplasique.

Il faut ajouter à ces 23 échecs, 11 cas dans lesquels le testicule a repris sa position vicieuse avant la sortie de l'hôpital, ce qui fait 40 cas avec 4 succès.

La méthode qui consiste à laisser le testicule en place et à fermer le trajet inguinal est absolument condamnable. Il en est de même de la reposition intra-abdominale qui, d'après Rawling, aboutit fatalement à la perte des fonctions séminales.

La meilleure conduite est la castration avec fermeture inguinale : Rawling en a recueilli 50 cas avec de bons résultats. L'auteur croit que le testicule normal de l'autre côté subit à la suite de la castration unilatérale un certain degré d'hypertrophie. Quant à l'ectopie bilatérale l'auteur s'oppose à la castration comme à la double reposition abdominale. Il faut faire la cure de la hernie et fixer convenablement les testicules au fond des bourses. Si cette fixation n'est pas possible, ou si la récidive paraît à peu près certaine, on se résoudra à laisser les glandes à l'intérieur des trajets inguinaux.

W.-A. Coley a présenté en 1903 à la Société de chirurgie de New-York les résultats de 120 cas d'ectopie testiculaire avec hernie inguinale opérés par lui.

En réalité cet auteur se préoccupe avant tout de la hernie et ne donne que peu de détails sur l'ectopie : il fait simplement l'abaissement de la glande et une cure soigneuse de la hernie.

Sur 44 adultes 10 ont été suivis d'un à dix ans.

Testicule plus ou moins haut dans le scrotum 8 fois.

A l'anneau superficiel. . . . . 11 fois

Sur 72 enfants, 52 ont été suivis d'un à quinze ans :

Chez 11 malades la glande est dans le scrotum ;

Chez 15 à l'anneau ;

Chez 4 dans le canal.

pas d'indications pour les autres.

2° Résultats fonctionnels.

Il faut envisager :
1° Les phénomènes douloureux ;
2° Les réflexes génitaux et la virilité ;
3° La fécondation.

1° Les phénomènes douloureux.

A ce point de vue on peut dire que dans la majorité des cas les résultats opératoires sont excellents. Il est absolument exceptionnel de voir un chirurgien obligé de pratiquer la castration après l'orchidopexie à cause des douleurs. MM. Lucas-Championnière, Gérard-Marchant et Tédenat ont pourtant rapporté des observations de ce genre.

Tous les chirurgiens qui ont apporté leurs résultats au Congrès de 1906 sont d'accord pour reconnaître que les crises douloureuses ont cessé en général après l'opération.

Pour un certain nombre d'opérateurs et notamment pour J.-W. Coley, les douleurs constituent même une indication opératoire importante qui peut et doit faire avancer la date de l'intervention.

Mais à quoi faut-il attribuer ces douleurs?

Certains auteurs pensent que dans l'ectopie testiculaire, la hernie qui accompagne la malformation est tout et l'ectopie elle-même n'est rien. De ce nombre est le professeur *Laméris d'Utrecht* dont les idées ont été exposées par son élève J. Exalto.

La plupart des sujets qui viennent consulter le médecin pour une ectopie testiculaire se plaignent de douleurs dans le pli de l'aine. Or cette douleur est presque toujours liée à une hernie. Sur 24 opérations faites sur

23 malades on trouva 10 fois le canal inguinal perméable, et il y avait une hernie. La réfection du canal inguinal et la cure de la hernie sont donc les principaux objectifs du chirurgien. En général pourtant ce n'est pas ainsi que les chirurgiens comprennent le problème. On s'en est pris notamment aux adhérences intra-péritonéales, mais il s'en faut que celles-ci aient été retrouvées par tous les opérateurs. En tous cas, sur 23 patients opérés à la clinique chirurgicale d'Utrecht (professeur Laméris), il ne semble pas qu'elles aient été jamais en cause. L'expérience montre, d'autre part, que l'opération n'exerce par elle-même aucune influence sur le développement des testicules et, inversement, on peut voir les testicules descendre à leur place et s'accroître indépendamment de toute intervention. Ces constatations jointes aux précédentes ont amené M. Laméris à considérer la douleur comme l'indication primordiale de l'intervention, douleur qui tient le plus souvent ainsi qu'il a été dit à une hernie concomitante.

La cure radicale de cette hernie a effectivement pour conséquence de supprimer les douleurs, que le testicule soit ou non à sa place. M. Exalto a revu 18 malades sur 10 opérés dont 17 avaient une hernie: aucun ne se plaignait. Chez tous le canal inguinal avait été soigneusement reconstitué suivant le procédé de Bassini. Toutes les fois que l'abaissement du testicule fut possible sans violence, on y eut recours. Su. 12 cas ainsi traités et revus, 7 fois le testicule était à 3 centimètres au moins de l'anneau, 4 fois au fond des bourses: une seule fois seulement à l'anneau.

M. Laméris repousse la dénudation du cordon sur une grande longueur qui est dangereuse pour le testicule, il considère comme inutiles ou nuisibles les tractions exercées sur le testicule pour maintenir en place ou faire descendre le testicule; enfin il pense qu'il est mauvais d'enlever le testicule quand on ne peut pas le faire descendre: il vaut mieux le réduire dans le tissu cellulaire

prépéritonéal et faire le Bassini : 3 malades ont été ainsi
opérés avec succès.

2° *Réflexes génitaux et virilité.*

L'orchidopexie paraît donner des résultats favorables
quant au volume du testicule. C'est ainsi que chez un
opéré de Bazy opéré d'un côté avant la puberté, le testicule s'est développé de ce côté, tandis que l'autre, opéré
sept ans après, subit peu de modifications.

Naturellement pour apprécier ces résultats les ectopies
doubles ont seules de la valeur, les autres ne comptent
pas. Nous avons déjà insisté longuement sur le rôle que
joue la glande à sécrétion interne dans le développement
des marques extérieures de la virilité : l'orchidopexie bien
faite semble favoriser ce développement (système pileux,
voix, érection et désirs vénériens, et même éjaculation).
La nécessité de conserver la glande interstitielle doit faire
rejeter les opérations hasardées de sections vasculaires
du cordon dans le cas d'ectopie double surtout.

Il faut même se garder dans ces cas de traumatiser le
cordon par des tractions violentes.

Cependant l'orchidopexie, en soustrayant le testicule
aux traumatismes et à la gêne occasionnée par sa situation
anormale peut permettre un meilleur développement de
la glande interstitielle et par conséquent des caractères
sexuels.

3° *La fécondation.*

Mais de ce qu'un sujet a conservé tous les caractères
sexuels apparents, y compris l'érection et l'éjaculation, il
ne s'ensuit pas que la fécondation soit possible : la conservation de la glande à sécrétion interne n'implique pas

celle de la glande à sécrétion externe. Nous avons vu qu'ici les opinions sont très divergentes.

Ici encore les ectopies doubles sont seules à envisager.

M. Villard de Lyon est à ce sujet absolument pessimiste : il rapporte une observation négative de Lucas-Championnière et conclut : « L'insuccès de la thérapeutique chirurgicale au point de vue de la spermatogénèse confirme cette idée que l'ectopie testiculaire relève d'un arrêt de développement qui porte aussi bien sur la migration du testicule que sur la structure de son parenchyme. Si les procédés opératoires peuvent abaisser et fixer en bonne situation une glande arrêtée dans sa descente, elle ne peut agir sur les altérations de ses éléments nobles. Il faut renoncer, dans l'état de nos connaissances actuelles, à vouloir rendre au testicule ectopié un pouvoir fécondant. »

Ce n'est pas l'avis de M. Souligoux qui pense que de l'examen histologique des testicules ectopiques de l'enfant on peut conclure « qu'en mettant la glande en bonne position, on peut espérer voir celle-ci reprendre ses fonctions et aboutir à l'élaboration de spermatozoïdes. »

M. O. Lanz reste dans le doute, il pense qu'au point de vue thérapeutique il est permis de douter de l'influence que l'orchidopexie peut exercer par elle-même sur la maturation de l'organe. Dans certains cas, il est vrai, ces testicules ectopiques ont présenté des signes indéniables de spermatogénèse et d'autre part la castration a été quelquefois suivie de l'hypertrophie de la glande restée en place, ce qui paraît indiquer que l'organe enlevé n'était pas entièrement dépourvu de capacité physiologique.

Rawling est au contraire tout à fait optimiste, puisqu'il croit que dans 40 à 50 %, des cas et tout au moins jusqu'à l'âge de trente à quarante ans, les testicules en ectopie inguinale, plus encore que les testicules en ectopie pubienne ou pubo-scrotale conservent particulièrement leurs propriétés spermatogénétiques. Au fait signalé par Vidal d'Arras que nous avons rapporté plus haut, on peut ajouter l'observation de Frœlich, que nous rapportons ci-dessous.

Observation de Frœlich.

Il s'agit d'un garçon de quinze ans, A. R..., fils d'un médecin militaire. Son père est mort il y a dix ans d'une pneumonie; sa mère est bien portante; il a un frère plus âgé que lui de deux ans et normalement constitué; lui-même est un garçon solide et bien musclé. Il m'est amené par sa mère en décembre 1901 parce qu'il est atteint d'ectopie testiculaire double et qu'il éprouve de temps à autre des douleurs violentes dans la région inguinale gauche en même temps qu'apparaît une petite bosse à ce niveau.

Examen. — La verge est très développée, le scrotum, au contraire, très réduit de volume, le canal inguinal gauche est ouvert et permet l'introduction du doigt. En faisant tousser le malade on sent une impulsion. En faisant coucher le malade et en exerçant des pressions de haut en bas sur le canal inguinal, on arrive à faire saillir jusqu'à l'orifice externe un organe arrondi, du volume d'une noix, très sensible et qui n'est autre que le testicule gauche. Dès que l'on lâche la main, le testicule rentre et, quand le malade est debout il est impossible d'exprimer la glande hors du canal.

A droite, l'orifice inguinal est également perméable. On sent de l'impulsion pendant les efforts de l'enfant, mais il est impossible de sentir la moindre glande.

Le système pileux génital est abondant.

La mue de la voix est en train de se faire et l'enfant a la raucité spéciale de la voix de ce moment.

Il s'agit donc d'une ectopie testiculaire double intra-inguinale à gauche et intra-abdominale à droite.

Nous proposons une intervention pour le côté gauche, cette intervention est acceptée et pratiquée le 6 janvier 1905 avec l'aide de nos confrères les Dʳˢ Renaud et Job.

Incision de 7 centimètres allant depuis l'anneau inguinal.

Jusqu'au scrotum, ouverture du canal inguinal, nous trouvons un sac péritonéal sur lequel rampe le cordon spermatique et l'artère déférentielle. Il est facile de les attirer tandis que la glande reste fixée au fond du canal inguinal par un cordon épais composé de grosses veines d'une artère et de tissu musculaire.

Dans l'impossibilité d'attirer la glande hors du ventre nous lions ce cordon vasculaire, nous le sectionnons, ce qui nous permet d'attirer à l'extérieur un testicule et un épididyme normal que nous arrivons sans grand' peine à descendre dans le scrotum. Fermeture de la séreuse, reconstitution du canal inguinal et fixation du cordon par un certain nombre de fils de soie qui ramènent au-devant du canal le tissu cellulaire du pli génito-crural dans le fond du scrotum.

Nous passons encore deux fils à travers le scrotum au-dessous du testicule, de façon à diminuer l'orifice de sortie de la loge scrotale.

L'opéré se lève au bout de quinze jours sans avoir eu de température, malgré une infiltration sanguine assez notable du scrotum et de la région inguinale.

L'enfant retourne au lycée après un mois.

Le 16 juillet 1905, l'enfant nous est ramené ; le testicule n'a pas diminué, il a sa consistance normale, il est situé à la partie moyenne du scrotum. La mère demande que l'opération soit également faite du côté droit, la région étant douloureuse quelquefois et le jeune homme affirmant que de temps à autre une petite bosse apparaît dans le canal inguinal. Malgré nos explorations nous ne trouvons pas autre chose que la première fois, c'est-à-dire un canal inguinal ouvert avec impulsion pendant les efforts.

L'opération est faite le 18 juillet ; nous trouvons au fond du canal un cordon d'aspect normal, mais terminé par un rudiment de glande du volume d'un gros pois. Il est facile, après section des tractus cellulaires et musculaires qui l'entourent, d'allonger le cordon et d'amener ce rudiment de glande dans le scrotum.

Fermeture du canal inguinal.

Guérison par première intention. Nous revoyons le jeune homme au commencement de juillet 1906 : le testicule gauche est toujours normal et normalement placé. Mais, dans la bourse droite, on ne sent que quelques veines variqueuses.

Après avoir expliqué à notre opéré, qui est alors âgé de dix-huit ans, tout l'intérêt qu'il y aurait à examiner son sperme, nous obtenons qu'il nous en procure et nous y constatons l'existence d'un assez grand nombre de spermatozoïdes.

Indications opératoires dans le testicule en ectopie.

Tous les testicules ectopiques ne sont pas justiciables du même traitement : celui-ci est extrêmement variable et variables également les indications.

En présence d'un testicule ectopique, on peut, s'il ne présente aucun phénomène douloureux et aucune complication, ne pas intervenir et garder l'expectative. On peut, quand le testicule est à l'anneau inguinal externe, obtenir sa descente par le simple massage. Ce procédé a été employé autrefois par Tuffier, il n'est pas sans inconvénients, car il facilite la pédiculisation du testicule, qui, nous l'avons vu, est la cause principale de la torsion.

On peut se contenter de traiter la hernie qui dans certains cas est la cause principale des phénomènes douloureux observés.

On peut faire l'orchidopexie en employant un des procédés que nous avons décrits plus haut et dont les indications varient.

On peut faire la greffe du testicule afin de conserver cet organe en tant que glande à sécrétion interne.

Enfin on peut faire la castration pour supprimer un organe jugé inutile ou dangereux.

Comment se décidera-t-on pour l'une ou l'autre de ces pratiques.

Les indications varient suivant :

1° Les complications ;

2° La situation du testicule et l'uni ou bilatéralité ;

3° L'âge du sujet.

1° *Indications tirées des complications.* — Nous avons dit qu'un testicule ectopique non compliqué peut être traité par l'expectative. Mais dans la majorité des cas, surtout pour les testicules extra-abdominaux qui sont infiniment plus nombreux, il faut reconnaître qu'il est rare de ne pas observer des troubles variés qui viennent compliquer l'affection.

Nous allons passer en revue les principales complications du testicule ectopique.

Complications de l'ectopie testiculaire.

On peut les classer de la façon suivante :
1° Accidents douloureux ;
2° Accidents nerveux généraux ;
3° Torsion du cordon spermatique ;
4° Complications inflammatoires : orchi-épididymites ;
5° Hydrocèle ;
6° Néoplasmes ;
7° Accidents intestinaux dus à la présence de la hernie.

1° *Phénomènes douloureux.* — La douleur n'est pas un symptôme de l'ectopie testiculaire, comme on l'a dit quelquefois à tort. Il y a beaucoup de testicules ectopiques qui sont complètement indolores.

Cependant chez certains sujets l'ectopie est douloureuse. Par sa situation anormale le testicule est exposé à des frottements et à des froissements qui entraînent des sensations douloureuses. La marche, la course, les exercices physiques, le coït surtout deviennent douloureux et rendent la situation intenable.

D'autre part, le testicule peut être le siège de véritables crises douloureuses spontanées qu'on a désignées sous le nom de coliques testiculaires : ces crises apparaissent surtout au moment de la puberté. Plus ou moins intenses, elles peuvent s'accompagner de troubles nerveux, réflexes, syncopes, vertiges, convulsions. Ces crises sont surtout observées dans les testicules en ectopie inguinale qui sont à l'étroit dans le canal ; les testicules cachés au contraire, en ectopie iliaque ou abdominale, en sont à peu près indemnes.

Il semble que ces crises doivent être attribuées à une véritable congestion du testicule, congestion entraînant l'augmentation de volume de la glande et la compression par les tissus voisins.

2° *Accidents nerveux généraux.* — Très souvent les ectopiques présentent un état de nervosisme, des bizarreries de caractère, de l'impressionnabilité, des troubles neurasthéniques.

Faut-il voir dans l'ectopie testiculaire la cause de ces différents troubles ? Sébileau et Villard ne le pensent pas. Il est probable qu'ils se développent seulement sur un terrain spécial, un état de débilité mentale primitive.

3° *Torsion du cordon spermatique.* — Cette complication très importante a donné lieu tant en France qu'à l'étranger à de nombreux travaux.

D'après Sébileau c'est Delasiauve qui, en 1840, a signalé le premier en France la torsion du testicule et c'est seulement en 1853 que Follin a de nouveau attiré l'attention sur cette complication.

Depuis, de très nombreuses études ont été publiées tant en France qu'à l'étranger : ce sont celles de Nicoladoni (1884), Carl Lauenstein (1894), en Allemagne, l'important article de Scudder en 1901 dans les *Annals of Surgery*.

Sébileau a traité à fond cette question dans son article du *Traité de chirurgie*.

En 1904 Vanverts en a fait l'objet d'une revue générale publiée dans les *Annales* de Guyon.

Rigaux a publié en 1903 sa thèse basée sur 56 observations (Montpellier). Il faut encore signaler l'important travail de Lapointe, les observations de Legueu, Barozzi, Souligoux. Grâce à tous ces travaux, il est aujourd'hui possible de donner un tableau d'ensemble de cet accident.

Étiologie et mécanisme. — Au point de vue de l'étiologie, il semble bien que l'ectopie du testicule soit une condition très importante de cet accident. Cependant ce n'est pas une condition absolument indispensable et sur 44 observations rapportées par Vanverts il y avait 17 cas où le testicule n'était pas en ectopie.

Mais comme le testicule ectopique ne se trouve guère qu'une fois sur 1.000 environ d'après Marshall, on voit que la torsion du testicule est intimement liée à l'ectopie testiculaire. D'ailleurs d'une façon générale ce n'est pas là un accident extrêmement fréquent puisqu'on n'en connaît guère qu'une soixantaine de cas publiés.

La torsion s'observe aussi fréquemment du côté droit que du côté gauche, mais c'est presque exclusivement dans les variétés inguinales ou inguino-scrotales d'ectopie, de beaucoup les plus nombreuses, qu'on l'a observée.

La cause réelle de l'accident est en général très obscure et la lecture des observations n'apporte pas beaucoup de renseignements à ce sujet. En général, on note un traumatisme antérieur, un effort, un mouvement plus ou moins violent.

Mais le mécanisme intime de la torsion est hypothétique.

Sébileau, Lapointe, Legueu, Souligoux décrivent deux sortes de torsion :

1° Torsion extra-vaginale ;

2° Torsion intra-vaginale.

I. — Dans la torsion extra-vaginale, le testicule avec sa vaginale tourne sur lui-même et le cordon se tord. C'est un véritable bistournage accidentel. L'observation de Legueu en est un exemple typique, il s'agissait d'un enfant de treize ans ayant un testicule ectopique, qui avait été pris la veille au soir d'une violente douleur à l'aine droite. A peu près au niveau de l'orifice superficiel du canal inguinal existait une tumeur arrondie du volume d'une grosse noix. Le diagnostic porté fut : étranglement au niveau de l'orifice inguinal d'un testicule ectopique brusquement sorti. M. Legueu incisa, tomba sur une tumeur fluctuante qu'il ouvrit et dans laquelle il trouva l'épididyme noir et le testicule blanc. Toute la masse se déroula alors en sens inverse des aiguilles d'une montre pour reprendre l'état normal. M. Legueu reconnut alors :

1° Que le canal péritonéo-vaginal était perméable ;

2° Qu'il n'y avait pas étranglement du testicule par l'orifice aponévrotique ;

3° Mais que le cordon tout entier avec ses éléments et ses enveloppes propres s'était tordu d'un tour sur lui-même comme par un bistournage automatique.

Des observations pareilles sont rares et Lapointe n'en a réuni que 3 cas, y compris celui de Legueu : les deux autres sont ceux de Delasiauve et de Barozzi. Il est évident que le testicule ne peut se tordre que s'il n'y a pas d'adhérences avec les tissus voisins. Sébileau pense que le bistournage spontané ne peut survenir que dans le cas de testicule libre avec vaginale également libre qui suit la glande dans le mouvement de rotation que lui imprime la brusque contraction des muscles abdominaux.

Lapointe, qui a bien étudié ces faits, pense que la torsion ne peut se produire que dans l'ectopie. Voici comment il tente de l'expliquer : « Le testicule subit normalement un changement d'attitude à sa sortie du canal pendant la descente physiologique. S'accommodant au défilé inguinal, la glande oriente son grand axe parallèlement à celui du canal ; son bord libre regarde habituellement vers l'ombilic, son bord adhérent repose le long de l'arcade. Au sortir de l'anneau son bord funiculaire relativement fixé par les éléments du cordon pivote sur le pilier externe, tandis que son bord libre décrit d'arrière en avant, de haut en bas et de dedans en dehors, un arc d'environ 30°, pour se placer en avant dans le scrotum, la face primitivement antérieure devenant externe et la postérieure interne. L'expulsion brusque ne crée-t-elle pas des conditions capables d'exagérer la rotation normale ?

Voici en effet un testicule refoulé avec son sac entre les bords plus ou moins rigides de l'orifice externe. Son cordon résiste à cette action subite incapable d'allongement extemporané, il fixe le bord adhérent et la poussée sur le bord libre exerce une action rotatrice plus marquée.

II. — La torsion intravaginale ou volvulus du testicule est beaucoup plus fréquente : Lapointe en a publié 30 observations. Souligoux en a donné une observation typique : quand on ouvre la vaginale, il s'en échappe des caillots et du liquide, et souvent des débris de tubes spermatiques qui ont passé à travers l'albuginée rompue.

Le testicule et l'épididyme pendent librement dans la cavité comme le cœur dans le péricarde : ils sont seulement fixés à la partie postéro-supérieure du sac par un pédicule épais comme le petit doigt et long de 4 centimètres : il s'insère sur presque toute l'étendue de l'épididyme. Le testicule est en avant : l'épididyme, en arrière ; mais celui-ci n'a pas sa disposition normale : la tête est en bas, la queue en l'air. Si on remet les choses en état en détordant le cordon, on voit qu'il y a inversion de l'épididyme qui est prétesticulaire. Testicule et épididyme possèdent un véritable méso, ainsi que le cordon. Le testicule pour pouvoir se tordre doit être pédiculé et naturellement le ligament scrotal fait alors défaut.

Dans un curieux cas de Lexus il y avait une anomalie de l'épididyme qui n'adhérait pas au testicule au niveau de la queue, mais seulement au niveau de la tête et par des vasa aberrantia très allongés.

Nicoladoni, Lapointe et la plupart des auteurs qui se sont occupés de la question sont d'accord pour reconnaître que la torsion du testicule est fonction de l'ectopie.

En fait, dit Lapointe, l'ectopie et la pédiculisation du testicule sont deux conséquences d'un même vice originel : l'insuffisance ou l'absence des agents normaux de la migration. Le mécanisme anormal qui peut conduire la glande jusqu'à sa dernière étape est très capable de la faire sortir dans les premières années, dans les premiers mois et peut-être dans les premières semaines après la naissance. L'ectopie ancienne devient ainsi bien fugitive ; à vrai dire, elle n'a jamais existé dans certains cas, s'il faut pour la caractériser un retard toujours appréciable. C'est pourquoi beaucoup de malades présentant une torsion du testicule nient de bonne foi avoir jamais eu une ectopie.

Ainsi la pédiculisation du testicule est la cause essentielle de la torsion et la cause immédiate c'est un effort, un saut, le soulèvement d'un fardeau dans la plupart des cas. Pourtant dans le cas de Souligoux le malade dormait quand il fut réveillé par la douleur intense qu'éveillait le volvulus. Il est alors impossible d'émettre une autre hypothèse que celle d'une contraction brusque et involontaire du crémaster.

Anatomie pathologique. — Le degré de la torsion varie en général de 1 à 3 tours : la détorsion peut se faire spontanément quand elle est récente, mais quand elle est ancienne, l'augmentation de volume, la rigidité du cordon gonflé de sang s'opposent à la détorsion et fixent la glande en position anormale.

Le cordon est souvent gros comme l'index ou comme le pouce, il est violacé ; on trouve parfois au milieu de ses éléments des hématomes qui en augmentent le volume. Dans certains cas, soit que la durée de la torsion soit déjà longue, soit qu'elle soit très serrée, les éléments pédiculaires peuvent être rompus. Souvent les veines sont oblitérées alors que l'artère est encore perméable.

L'état du testicule et de l'épididyme est variable. Le testicule est noir, gonflé de sang : l'albuginée peut être rompue et laisser passer les tubes séminifères. L'épididyme présente la même coloration. Dans quelques cas cependant l'épididyme seul était noir et le testicule était blanc.

Le testicule est ordinairement transformé en un véritable infarctus hémorragique et l'on ne peut qu'avec peine reconnaître des traces des éléments normaux de l'organe : il y a dans les espaces intertubulaires d'énormes amas de sang épanché.

L'épididyme présente à peu près le même aspect à la coupe.

Enfin dans le tissu conjonctif du cordon il y a également des hématomes.

La vaginale est ordinairement remplie d'un liquide sanguin ou séro-sanguin avec caillots.

La peau des bourses est rouge et œdématiée comme dans une orchite aiguë.

L'infarctus hémorragique n'est pas toujours fonction de la torsion ainsi que l'a remarqué Lapointe.

Dans la torsion son mécanisme est facile à saisir : comme le testicule est dans ces cas complètement libre et pédiculé, il n'y a pas d'anastomoses entre la circulation testiculaire et les honteuses et la dorsale de la verge.

Si on lie toutes les veines du cordon, le sang artériel continuant à arriver, il se produit de l'œdème d'abord, puis des ruptures capillaires et finalement un hématome. C'est ce qui se trouve réalisé dans la plupart des cas d'infarctus. Il faut pour cela que les veines soient oblitérées et les artères perméables, ce qu'on observe en effet dans la plupart des cas. Il faut donc que la torsion ne soit pas trop serrée. Si au contraire les tours de torsion sont multiples et serrés, les artères et veines sont oblitérées, il ne se produira plus d'infarctus, mais une nécrobiose anémique du testicule.

Le testicule atteint d'infarctus hémorragique disparaît par sphacèle ou par résorption lente.

La torsion du testicule s'accuse par une douleur extrêmement vive qui ordinairement éclate brusquement: elle est alors intense, syncopale; elle s'étend à la région lombaire, au scrotum et à la région inguinale.

Rapidement apparaissent ces phénomènes réflexes: visage pâle, sueurs froides, nez pincé, pouls petit et rapide qui font penser à la péritonite. La cuisse est fléchie sur l'abdomen. Fréquemment apparaissent des vomissements alimentaires, puis bilieux. Rapidement enfin se dessine dans le canal inguinal ou la partie supérieure du scrotum, une tuméfaction: la peau devient rouge et s'œdématie quand le testicule a gagné le scrotum et on peut sentir dans la vaginale une tuméfaction fluctuante. Les limites sont moins nettes quand le testicule est franchement inguinal.

Il peut se faire que ces symptômes douloureux se calment au bout de quelques heures, pour reparaître quelques jours après: c'est le type décrit sous le nom de torsion incomplète récidivante.

Cette affection étant en somme très rare, on conçoit qu'on ait fait de nombreuses erreurs de diagnostic, on a surtout confondu avec l'étranglement herniaire, d'autant plus facilement qu'il y a souvent hernie concomitante. Cela n'a pas grande importance, puisque dans l'un ou l'autre cas il faut intervenir.

Une erreur qui serait plus regrettable consiste à prendre pour une torsion du testicule une orchite dans une glande en ectopie. Il est possible de faire ce diagnostic, parce que le début de l'orchite n'est en aucun cas aussi brusque que celui de la torsion et parce que l'orchite est toujours précédée d'un écoulement urétral. En somme le diagnostic de cette complication serait relativement facile si l'on y songeait dans tous les cas, mais il y arrive qu'on passe à côté faute d'y avoir pensé.

4° *Complications inflammatoires. Orchi-épididymites.—* Un testicule en ectopie peut être atteint de la même façon qu'un testicule normal dans la blennorragie, l'infection traumatique, les infections générales : mais il semble même que le testicule ectopique est plus facilement atteint.

La situation anormale de la glande imprime à l'orchite une allure clinique particulière. Tout d'abord les phénomènes douloureux sont plus marqués probablement parce que le testicule est en quelque sorte étranglé dans le canal inguinal et ne peut s'y développer. Les troubles réflexes sont également exagérés : vomissements, nausées et même véritable état syncopal. La séreuse péritonéale qui communique plus ou moins largement avec la vaginale peut être touchée plus ou moins, ce qui explique les douleurs abdominales, le météorisme et la fièvre.

Nous avons déjà vu qu'on pouvait confondre l'orchite avec l'étranglement et comment on pouvait faire ce diagnostic.

5° *Hydrocèle.* — La vaginale du testicule ectopié peut présenter une hydrocèle symptomatique ou essentielle comme le testicule normal.

Mais ce n'est pas là à proprement parler une complication de l'ectopie, ce n'est qu'une lésion concomitante, toutes deux dépendent d'un vice de développement (hydrocèle péritonéo-vaginale).

6° *Les néoplasmes dans le testicule ectopique.* — C'est là un chapitre des plus intéressants dans l'histoire du testicule ectopique.

C'est une loi de pathologie générale, dit Villard, qu'un organe dévié de sa direction naturelle ou malformé est prédisposé à toutes sortes de maladies et en particulier aux néoplasmes.

Le testicule n'échappe pas à cette loi. Les tumeurs, et les tumeurs malignes en particulier, l'atteignent avec une sorte de prédilection.

Les thèses de Burgaud (Paris, 1903) et de Kœppelin (Lyon, 1901) rapportent une soixantaine de cas de cette complication.

Chevassu, dans sa thèse, sur 128 cas de tumeurs du testicule en rapporte 15 développées sur des testicules en ectopie. Il y aurait aussi 1 néoplasme sur 9 qui frapperait une glande ectopique alors que l'on ne trouve guère l'ectopie testiculaire que dans 1 cas sur 600 d'après Rennes ou 1 cas sur 1.000 d'après Marshall.

Les travaux récents de Bland Sutton sont encore plus catégoriques.

Voici le résumé d'un important article de cet auteur :

« Le testicule resté en route est toujours un testicule mal développé. De tous ceux qu'il a examinés, Bland Sutton n'en a vu qu'un seul susceptible de spermatogénèse. Un tel testicule peut produire des spermatozoïdes lors de la puberté, mais bientôt survient une sclérose péri-vasculaire qui le rend stérile. Bland Sutton en arrive même à penser que l'altération est primitivo cause et non conséquence de l'ectopie.

« Le testicule ectopique reste à distance de l'épididyme, et le méso qui les réunit, comparable au méso-salpynx, peut subir une torsion aiguë. S'il y a hernie inguino-interstitielle, le diagnostic se pose entre l'étranglement herniaire et la torsion funiculaire au-dessus du testicule en ectopie.

« Sur 57 cas de tumeurs du testicule traitées au London Hospital dans les vingt dernières années, 48, soit 84 %, étaient apparues sur des testicules non descendus. Il s'agissait d'adénomes, de sarcomes, de carcinomes et de tératomes ; ces derniers se développent de préférence dans le paradidyme. Reprenant la statistique de Zaccharias, Bland Sutton, classe parmi les tumeurs du testicule ectopique des tumeurs observées sur des hermaphrodites et publiées comme tumeurs des ovaires. Selon lui, l'utérus peut exister chez le pseudo-hermaphrodite mâle. La conclusion de Bland Sutton est que, s'il y a hernie par exemple, il vaut mieux assurer le succès de la cure radicale par l'ablation d'un organe inutile et dangereux. Tout effort chirurgical, dit-il, pour conserver un testicule non descendu ou partiellement descendu est surérogatoire. »

Peut-être y a-t-il quelque exagération dans les chiffres et dans les opinions de cet auteur : il n'en reste pas moins établi que le cancer est fréquent sur le testicule ectopique.

On a dit que parmi les différentes variétés de testicules ectopiques toutes n'étaient pas aussi souvent frappées. Ainsi, d'après Monod et Terrillon et d'après Reclus, les testicules restés dans le ventre sont à peu près à l'abri de la dégénérescence cancéreuse qui atteint presque exclusivement les testicules inguinaux.

Mais il semble bien acquis aujourd'hui après les thèses de Wiscrev (Paris, 1895), de Michiels (Bordeaux, 1897), de Kœppelin (Lyon, 1901), que le cancer est également fréquent dans toutes les ectopies testiculaires ; ainsi Kœppelin rapporte 7 observations de cancers du testicule en ectopie abdominale. Chevassu, sur 15 cas de cancer ectopique, a trouvé 5 fois l'ectopie abdominale, ce qui est une proportion considérable étant donné la rareté de l'ectopie abdominale comparée à l'ectopie inguinale.

Au point de vue anatomo-pathologique en général, il s'agit de tumeurs malignes (épithéliomes) ou de tumeurs mixtes (embryomes).

Ces tumeurs évoluent comme dans le testicule en situation normale d'abord d'une façon insidieuse.

Il y a une augmentation progressive de la région de l'aine dans le cas d'ectopie inguinale, ou bien on découvre par hasard la tumeur dans le ventre en cas d'ectopie abdominale. La masse augmente ensuite progressivement, les troubles fonctionnels s'accusent et l'état général s'altère.

L'évolution est fatale comme dans toutes les tumeurs du testicule : elle est fatale. La mort survient par cachexie plus ou moins rapide. Il faut toujours explorer le scrotum lorsqu'on est en présence d'une tumeur de l'aine ou d'une tumeur abdominale. Si le testicule n'est pas trouvé dans les bourses, il y a beaucoup de chances pour qu'il s'agisse d'un testicule ectopié dégénéré.

A côté du cancer, il faut placer les tumeurs bénignes : l'adénome signalé par Lecène et Chevassu dont nous résumons ainsi le travail :

« On rencontre parfois dans les testicules en ectopie (peut-être aussi dans la glande en situation normale, mais nous n'en connaissons pas encore d'observation) une lésion que nous proposons d'appeler adénome vrai ou pur du testicule.

« Cette lésion est caractérisée : à l'œil nu, par la présence dans le parenchyme testiculaire, d'un ou de plusieurs nodules, généralement bien limités, de forme ovoïde ou arrondie, de dimensions variant entre celles d'une tête d'épingle et celles d'un pois, de couleur blanc laiteux ou jaunâtre, en tout cas tranchant toujours nettement sur le reste du parenchyme glandulaire ;

« Au microscope, on voit que ces nodules sont formés :

« 1° Par un stroma conjonctivo-vasculaire peu abondant, renfermant parfois, mais non toujours, dans ses mailles des amas de cellules interstitielles ;

« 2° Par des tubes pelotonnés, très tassés, formés d'une paroi conjonctivo-élastique très mince, et renfermant des cellules épithéliales serrées, à noyaux volumineux, très riches en chromatine, fixant énergiquement les colorants nucléaires. Certaines de ces cellules correspondent aux cellules de Sertoli, les autres aux cellules de la lignée séminale non différenciées ; à l'intérieur des tubes, dont la lumière est toujours trop étroite, il n'est pas rare de rencontrer des formations, analogues aux sympexions des acini prostatiques ;

« 3° Ces îlots de tubes pelotonnés et tassés ne sont pas toujours absolument isolés du reste de la glande par une membrane conjonctive ; en certains points, il est possible de trouver des transitions insensibles entre les tubes séminifères du testicule ectopique et les tubes des îlots ;

« 4° Ces îlots nodulaires sont, d'après nous, des adénomes vrais ou purs du tissu glandulaire du testicule, ils répondent à un stade de prolifération des cellules qui tapissent normalement les tubes séminifères du testicule ectopique ;

« 5° Il faut absolument séparer ces adénomes vrais ou purs des tumeurs du testicule que décrivit autrefois Langhans sous le nom d'adénomes et qui sont en réalité des embryomes à structure complexe. »

7° *Complications d'origine intestinale.* — La hernie peut être considérée comme une véritable complication du testicule ectopique et nous verrons que certains auteurs lui attribuent la plupart des phénomènes douloureux. Cette hernie peut naturellement s'étrangler, ce qui est encore une indication urgente pour intervenir. Dans certains cas très rares le testicule peut s'opposer à la réduction de la hernie ou, comme le signalent Monod et Terrillon, produire lui-même l'étranglement en comprimant l'intestin entre lui et les parois du canal inguinal.

De tout ce que nous venons de dire au sujet des complications de l'ectopie on peut tirer un certain nombre d'indications.

Il faut distinguer :

1° Les complications qui nécessitent un traitement d'urgence :

> Torsion du cordon spermatique ;
> Orchi-épididymites ;
> Étranglement herniaire.

2° Les complications qui nécessitent un traitement rationnel :

> Douleurs ;
> Phénomènes nerveux ;
> Néoplasmes ;
> Hernie.

Quel sera le traitement de la torsion du testicule ?

Il varie suivant les cas.

Il faut inciser sur le testicule et ouvrir la vaginale : on jugera alors de l'état des parties.

Si le testicule et l'épididyme sont bien conservés et si la détorsion est facile, on se contentera après détorsion de faire l'orchidopexie intra-séreuse.

Mais les cas sont bien rares où l'on pourra employer ce traitement conservateur, et dès que le testicule apparaît violacé ou noirâtre, il n'y a guère d'avantage à faire l'orchidopexie d'un organe voué à l'atrophie et peut-être à la gangrène. Aussi malgré le plaidoyer de Lapointe en faveur de la conservation, Souligoux est d'avis que la castration est préférable dans la plupart des cas. Langlet, Mickulicz, Andrews, Dugon et Chigret, Macaigne et Vanverts qui ont essayé la conservation ont dû, au bout de quelques jours, enlever le testicule.

Sans rejeter cette pratique, il faut donc la restreindre aux cas seuls où il semble évident que la vitalité du testicule n'est pas compromise.

Les inflammations du testicule souvent compliquées de retentissement péritonéal doivent être traitées par le repos, les applications de glace, etc.; mais en cas de doute sur un étranglement il faut opérer d'urgence.

L'étranglement herniaire est toujours justiciable de l'intervention, qu'il soit ou non compliqué de l'ectopie du testicule.

Les phénomènes douloureux sont une indication formelle à l'intervention même s'il s'agit d'un sujet jeune n'ayant pas atteint l'âge ordinairement fixé pour l'intervention et dont nous parlerons tout à l'heure. Tous les auteurs sont d'accord sur ce point. Nous avons vu en étudiant les résultats de l'orchidopexie que cette intervention est excellente en ce qui concerne les phénomènes douloureux, à la condition d'y joindre la cure radicale de la hernie concomitante.

Les phénomènes nerveux consistant quelquefois en véritables crises nerveuses ont parfois disparu complètement à la suite de l'orchidopexie et dans un cas on a vu cesser de véritables crises épileptiformes.

Quant à la hernie, sa cure radicale s'impose dans tous les cas, même si l'on n'attache pas d'importance à la cure de l'ectopie elle-même. Nous avons vu du reste que la plupart des douleurs du testicule ectopique doivent lui être attribuées.

Il faut s'abstenir de tout bandage herniaire qui, comme le fait remarquer O. Lanz, va exactement à l'encontre du but qu'on se propose, car il comprime la glande, l'irrite et la fixe dans sa position vicieuse.

Devra-t-on sacrifier la glande pour faire la cure de la hernie, dans le cas où la glande ne peut pas s'abaisser ? Nous ne le pensons pas. Il sera toujours possible de la refouler dans le ventre, de fermer soigneusement la paroi au-devant d'elle en deux plans profond et superficiel et de conserver au moins ainsi la glande à sécrétion interne. On pourra même dans ce cas, pour éviter toute complication du côté du péritoine, sacrifier complètement la glande à sécrétion externe en sectionnant le canal déférent, ce qui évitera les orchi-épididymites possibles.

Reste la question de la dégénérescence maligne des testicules en ectopie. Il semble qu'ici encore on ait beaucoup exagéré. A côté des statistiques de Bland Sutton qui considère la castration comme nécessaire pour éviter la transformation maligne de la glande, on peut citer celle de Rawling qui n'a pu réunir sur 50 testicules ectopiques examinés histologiquement qu'un seul cas de cancer.

Il paraît donc exagéré de faire la castration préventivement ; mais il peut être nécessaire de la pratiquer dans le cas de néoplasme, si celui-ci a été diagnostiqué de bonne heure. Il faut en effet, comme dans le cancer du testicule en position normale, opérer le plus tôt et le plus largement possible. Les ouvertures larges par laparotomie médiane et inguinale permettent d'examiner les ganglions et de les enlever.

Mais il faut reconnaître que jusqu'ici cette chirurgie n'a donné que de mauvais résultats tout comme dans le cancer du testicule ordinaire : il y a fréquemment récidive et généralisation.

2° *Indications tirées de la situation du testicule.* — Jusqu'ici nous n'avons eu en vue dans ce travail que l'ectopie inguinale du testicule et tout ce que nous avons dit s'applique principalement à cette variété. Bien que les autres formes d'ectopie soient rares, il est pourtant nécessaire d'en tenir compte, au moins pour les formes les plus habituelles. Nous allons envisager dans les pages suivantes :

a) L'ectopie abdominale ;

b) L'ectopie crurale ;

c) L'ectopie périnéale ;

d) L'ectopie bilatérale, quelle qu'en soit la variété.

a) *L'ectopie abdominale.* — On peut dire d'une façon générale que l'ectopie abdominale ne doit pas être traitée pour elle-même : elle ne peut donner lieu à une intervention que pour les complications possibles et qui naturellement ne sauraient être justiciables que d'une intervention radicale consistant dans l'extirpation de la glande :

Cependant quelques chirurgiens ont tenté de remettre en place un testicule en ectopie iliaque.

A. Mac William chez un jeune homme de vingt-deux ans qui était venu réclamer l'intervention pour une hernie inguinale gauche datant de l'enfance et compliquée de cryptorchidie, découvrit le testicule immédiatement en dedans de l'anneau interne : son volume atteignait la moitié d'une glande normale. Les manœuvres d'abaissement nécessitèrent la section du plexus pampiniforme et de l'artère déférentielle. Une semaine après l'opération, le scrotum était tuméfié et fluctuant. L'incision de l'abcès montra que le testicule était entièrement sphacélé.

De telles expériences ne sont pas à renouveler : aussi peut-on dire que les ectopies intra-abdominales ne sont justiciables que de la castration quand celle-ci est indiquée (pour douleurs, tumeur, etc.).

L'ectopie crurale profonde doit être rattachée à l'ectopie abdominale.

b) L'ectopie crurale superficielle est justiciable des mêmes traitements que l'ectopie inguinale : elle a sur elle le grand avantage de ne pas s'accompagner en général de raccourcissement du cordon. Il est possible d'utiliser dans ces cas les procédés d'autoplastie qui reconstituent un scrotum à l'aide de la peau de la cuisse.

c) L'ectopie périnéale du testicule est justiciable de l'intervention méthodique par orchidopexie.

La castration est tout à fait à rejeter car en général ici comme dans l'ectopie crurale le cordon est bien développé et la reposition du testicule dans une loge scrotale est des plus faciles. On peut employer n'importe quelle méthode pour éviter la migration de la glande dans son ancienne loge : on peut la fixer dans les bourses, mais surtout il faut fermer l'orifice de communication avec la loge ancienne.

Klein dans sa thèse rapporte un certain nombre d'opérations pour testicule périnéal :

> Owen, 1888 ;
> Bilton Pollard, 1894 ;
> Jalaguier, 1892 ;
> Van Nieuwenhuyse, 1906 ;
> Venot et Raberé, 1900 ;
> Broca, 1906 (2 cas),

ont opéré avec succès des ectopies périnéales : la reposition de la glande en bonne place a été des plus simples et dans aucun cas il n'y a eu tendance au retour vers le siège anormal. La glande a paru se développer très régulièrement.

d) *Ectopie double.* — L'ectopie double nécessite un traitement particulier. Dans aucun cas on ne saurait songer à une double castration à moins que les deux glandes soient malades au point de constituer un danger pour la vie du sujet : mais ceci est tout à fait exceptionnel.

En cas de double ectopie abdominale on ne tentera aucune opération; en cas de double ectopie inguinale on fera la cure radicale de la ou des hernies, et on tâchera de descendre les testicules dans les bourses, mais en ayant soin de laisser le cordon intact : si la descente est impossible ou très difficile, on se contentera de replacer les testicules dans le ventre en fermant soigneusement les deux canaux inguinaux. Le testicule devra être fixé dans l'abdomen et on pourra au besoin sectionner le canal déférent, ce qui ne trouble en rien le développement de la glande à sécrétion interne : le testicule ainsi deviendra exclusivement une glande close déversant ses produits dans les vaisseaux qu'on a eu soin de conserver. C'est ce qu'on peut appeler la greffe abdominale des testicules.

3° *Indications suivant l'âge.* — C'est un point extrêmement important et extrêmement discuté de savoir à quel âge il convient d'opérer l'ectopie testiculaire. Les avis sont extrêmement partagés.

Voici tout d'abord l'opinion de Villard : un des rapporteurs au Congrès de chirurgie de 1880 :

Il ne faut pas opérer pendant la première enfance, c'est-à-dire de zéro à quatre ans, si le testicule n'est pas descendu parce qu'il n'est pas rare de voir la descente retardée. Assurément les descentes tardives à trente-cinq ans, à cinquante-huit ans (Sébileau) sont de pures curiosités, mais la descente effectuée pendant les premières années de la vie n'est pas rare : il faut donc pendant cette première période se contenter de manœuvres de douceur, de massages lents et progressifs qui peuvent faciliter la descente. On aura soin en tous cas de n'appliquer aucun bandage de forme quelconque pour s'opposer à la hernie qui peut-être accompagnera la glande dans sa descente.

Dans la seconde enfance, c'est-à-dire de quatre à dix ans, M. Villard conseille également de s'abstenir s'il n'y a pas de complications douloureuses ou herniaires. Il déconseille le massage préconisé par Tuffier à cette période, et pense que l'intervention devient nécessaire quand il se développe une hernie.

S'il n'y a pas de hernie, on attendra la puberté. A ce moment on sait que la glande va subir une évolution profonde et qu'il est nécessaire à son bon développement de la placer dans les meilleures conditions possibles. Il faudra donc opérer sans retard.

Chez l'adulte l'orchidopexie pourra aussi être pratiquée, mais « ce ne sera plus qu'une opération de soulagement et d'esthétique, sans effet sur les fonctions génitales. Elle sera cependant souvent réclamée par les malades hantés de cette anomalie qui fait qu'ils se regardent eux-mêmes comme des êtres amoindris et inférieurs, et qui d'autre part est pour eux une cause de gêne et de fatigue. »

MM. Richelot et Jalaguier donnent comme moyenne dix à treize ans. M. Villemin opère plus tôt. M. Broca attend assez longtemps quand il n'y a pas de hernie, parce qu'il espère que parfois il y aura descente tardive avec hernie sans doute, mais il n'y aura à faire que la cure de la hernie.

Wolker opère avant la puberté.

Walton avant dix ans.

M. Tédenat intervient de très bonne heure. « Le testicule, dit-il, est un obstacle à l'occlusion régulière du canal inguinal et crée une prédisposition à la hernie. » Il considère qu'il est bon d'opérer avant un an.

M. Rieffel est aussi d'avis d'opérer de très bonne heure, il opère avant sept ans en moyenne.

M. Souligoux est aussi partisan de l'intervention précoce.

M. Kirmisson opère de sept à dix ans, il préfère ne pas intervenir chez les très jeunes sujets.

M. Girard (de Genève) est d'avis d'opérer le plus tôt possible, malgré la difficulté de l'orchidopexie précoce à cause de la petitesse des organes, de la sécurité des couches de tissus sur lesquels il faut intervenir. M. Girard fixe à peu près à la seconde année l'âge de l'intervention.

M. Bousquet est également d'avis qu'il faut intervenir le plus vite possible.

M. Delagénière trouve que l'âge le plus favorable est cinq ans : à cet âge on est sûr de conserver la fonction du testicule descendu, si cette conservation est possible : l'opération est bien supportée par les petits malades : enfin il y a intérêt à refaire la paroi abdominale à cet âge pour débarrasser à tout jamais l'enfant de sa hernie congénitale.

M. Frœlich opère en moyenne de six à sept ans.

M. Auvray opère simplement avant la puberté.

M. Lardennois opère de cinq à six ans.

Cependant l'intervention précoce n'est pas toujours pratiquée, peut-être par la faute des parents du petit malade.

Dans la statistique des chirurgiens anglais réunie par Rawling, on trouve :

23 malades de 1 à 10 ans
64   —   — 10 à 20 ans.
33   —   — 20 ans et plus.

Il résulte pourtant de l'avis général des auteurs que l'intervention doit être précoce et si l'on se refuse à opérer dès les premières années comme MM. Tédenat et Girard, on peut accepter la formule de Delagénière qui paraît très favorable : opérer vers l'âge de cinq ans.

Otto Lanz dit : l'âge de l'orchidopexie est de cinq à quinze ans, passé cet âge il ne faut faire que la castration si l'orchidopexie offre la moindre difficulté. Nous nesommes pas de cet avis et nous pensons qu'il faut conserver le testicule autant qu'on le peut pour sa sécrétion interne.

DE LA SPERMOLOROPIXIE

Dans la description systématique que j'ai donnée des divers procédés d'orchidopexie j'ai décrit à sa place l'opération que j'ai proposée sous le nom de spermoloropexie ; j'en ai donné la technique telle que je l'ai publiée dans le compte rendu du XIX° Congrès de chirurgie. Depuis cette époque j'ai eu l'occasion d'apporter à ma méthode un certain nombre de modifications sur lesquelles je veux maintenant insister davantage dans ce chapitre.

Je ferai remarquer tout d'abord que le terme de spermoloropexie que j'avais choisi tout d'abord est mauvais et doit être remplacé par celui de spermoloropixie, de même qu'il faudrait dire, pour suivre les lois de l'étymologie : orchidopixie.

Au Congrès panhellénique de 1900, j'avais décrit mon procédé. J'insistais dans cette communication sur les résultats très médiocres des divers procédés d'orchidopexie directs, c'est-à-dire s'adressant directement au testicule. J'ai fait moi-même l'orchidopexie pour une double ectopie inguinale et je n'ai guère obtenu de résultat satisfaisant, car peu de temps après l'opération le testicule était remonté des deux côtés : au milieu des bourses à droite et dans le canal inguinal à gauche.

Ayant eu l'occasion d'opérer deux petits malades de six ans et de onze ans, porteurs d'une ectopie inguinale droite, j'ai pensé, pour éviter une récidive, à fixer le cordon spermatique sur une partie solide comme celle de la face antérieure de la symphyse pubienne, laissant ainsi le testicule libre de toute suture.

C'est ce procédé que j'ai décrit plus haut sous le nom de spermoloropexie (p. 71). Comme je l'ai indiqué j'ai fixé la tunique fibreuse du cordon au périoste de la symphyse pubienne à l'aide d'une forte aiguille de Reverdin chargée d'un fil de soie, en ayant soin de faire quelques légères scarifications sur les parties amenées au contact. On peut si c'est nécessaire placer un second point de fixation.

Les résultats obtenus par mon procédé dans les deux premiers cas ont été radicaux, et les testicules sont restés à leur place au fond des bourses et depuis lors ils se sont développés normalement.

Depuis cette époque j'ai opéré quatre nouveaux cas d'ectopie testiculaire par mon procédé perfectionné en certains détails.

Il arrive parfois en effet que, malgré la dissection minutieuse et attentive des multiples adhérences qui fixent le cordon, celui-ci reste court ; il supporte difficilement l'élongation et on voit le testicule amené péniblement dans le scrotum remonter sous nos yeux. Voici alors comment je procède, je fixe d'abord le cordon par deux points :

1° A l'orifice inguinal profond à l'aide d'un fil passé dans la couche musculaire de la paroi d'une part et dans la fibreuse du cordon d'autre part, comme dans le procédé de Barker on fixe et on remonte le moignon du sac herniaire ;

2° A l'orifice inguinal externe, en passant un fil d'une part dans la fibreuse et de l'autre dans le périoste de la symphyse, au bord supérieur.

Quand le cordon est ainsi immobilisé dans son trajet inguinal je le fixe au périoste de la face antérieure de la symphyse, et je termine l'opération comme précédemment. Je l'appelle dans ce cas spermoloroinguinopixie.

Il est nécessaire que le malade reste au moins vingt jours au lit après cette intervention.

Je rapporte plus loin mes observations qui ont toutes été suivies de guérison parfaite.

Les avantages de cette opération me paraissent les suivants :

1° Elle est simple, facile à exécuter, le temps le plus long est commun à toutes les opérations bien faites : il consiste dans la dissection attentive du cordon ;

2° Elle ne touche pas au testicule et évite toute complication de ce côté (orchi-épididymite, etc.) ;

3° Elle ne touche pas aux éléments du cordon (vaisseaux et déférent), mais seulement à la gaine fibreuse ;

4° Le point d'appui est fixe, osseux et profond ;

5° Il n'y a pas de déviation du trajet normal, ou tout au moins d'une façon insignifiante ;

6° Il n'y a pas de compression du cordon.

Je puis dire que la fixation indirecte au moyen du cordon est de façon générale supérieure à la fixation directe au moyen du testicule : beaucoup de chirurgiens sont aujourd'hui d'accord sur ce point.

Mais parmi les procédés de fixation indirecte le mien me paraît supérieur parce qu'il prend un point d'appui osseux.

D'autre part les procédés qui s'opposent à l'ascension du testicule en fermant fortement le canal ou en le faisant passer au travers d'un trou osseux exposent à la compression du cordon, au varicocèle et à l'atrophie.

En dehors de ces considérations les faits sont là pour prouver que le procédé donne d'excellents résultats.

OBSERVATIONS

A). — Le nommé Nicolas M..., d'Athènes, âgé de huit ans, vient le 15 mars 1907 à la consultation de la Polyclinique d'Athènes, avec une ectopie testiculaire gauche définitive, variété inguinale superficielle.

Nous faisons entrer ce petit malade dans notre service, et le 22 mars, nous l'opérons par notre procédé de spermoloropubopixie.

Suites opératoires normales.

Réunion par première intention.

Le huitième jour, nous enlevons les agrafes.

Depuis nous voyons régulièrement ce petit malade, et le résultat se maintient parfaitement. Le testicule se développe normalement.

B). — Le nommé André D..., de Pirée, âgé de six ans, est entré dans notre service de la Polyclinique le 20 avril 1908, avec une ectopie inguino-interstitielle du côté gauche, définitive, très douloureuse avec hydrocèle congénitale.

Nous l'opérons le 30 avril 1908 par notre procédé de spermoloroinguinopubopixie et nous exécutons en même temps la cure radicale de son hydrocèle.

Suites post-opératoires normales.

Réunion par première intention.

Le huitième jour, nous enlevons les agrafes.

Depuis, le résultat se maintient très bon et la glande se développe normalement.

c). — Le nommé Paul P..., de Janina, âgé de onze ans, est venu nous consulter le 13 mai 1909 pour une double ectopie inguino-interstitielle définitive et très douloureuse.

Nous l'opérons le 19 mai 1909 par notre procédé de spermoloroinguinopubopixie.

Suites post-opératoires normales.

Le huitième jour, nous enlevons les agrafes.

Depuis, le résultat se maintient très bien des deux côtés, malgré une orchite ourlienne qui se prolongea quarante jours après l'opération.

D). — Le nommé Théodore T..., d'Arta, âgé de trente-deux ans, est entré dans notre service de la Polyclinique le 3 février 1910 pour une grosse hernie avec cryptorchidie du côté gauche.

Le 6 février 1910 nous l'opérons par le procédé de Bassini.

Nous trouvons un testicule du volume d'une grosse noisette, rétracté vers l'orifice interne du canal inguinal. Avec une grande difficulté, nous arrivons à détruire les adhérences et par l'élongation, nous amenons le testicule à la partie supérieure du scrotum, en exécutant notre procédé de spermoloroinguinopubopixie. Le malade tenait absolument à conserver son testicule.

Nous avons anesthésié le malade par une injection de 0,03 de stovaïne intrarachidienne.

Suites post-opératoires normales.

Le neuvième jour nous enlevons les agrafes.

Depuis, le testicule reste libre dans la partie supérieure du scrotum.

INDEX BIBLIOGRAPHIQUE
DE L'ORCHIDOPEXIE

ALIVISATOS. — Spermoloropexie. *Congrès français de Chirurgie*, 1906.

ANNANDALE. — Case in which a testicle displaced in the perin was transfered to the scrotum. *Br. med. Journal*, 1879, 4 janv., p. 7.

ANCEL ET BOUIN. — Recherches sur la glande interstitielle du testicule du cheval. *Archiv. de Zool. exp.*, 1903.

— De la glande interst. du testicule des mammifères. *Journal de Physiol. et de Path. gén.*, 1904.

ARROU. — Chirurgie de l'appareil génital de l'homme.

AUVRAY. — *Congrès fr. de Chir.*, 1906.

BAUDET (R.). — *Congrès fr. de Chirurgie*, 1906.

BAUDRY. — Un cas d'ectopie du testicule. *Soc. de Chirurgie*, Paris, 1883.

BERGER. — L'ectopie testiculaire de l'adulte. *Journal des praticiens*, 11 janvier 1908.

BERNIS. — Traitement de l'ectopie testiculaire. *Th. Paris*, 1895.

BEZANÇON (Paul). — Étude sur l'ectopie testiculaire du jeune âge et de son traitement. *Th. Paris*, 1892.

BLAND SUTTON. — The value of the undescended testis. *The Practitioner*, t. LXXXIV, n° 1, janvier 1910.

BLECH (G.-M.). — Orchidopexy. *Illinois med. J.* Springfield, 1909, XX, p. 89-93.

BOUSQUET. — *Congr. fr. de Chir.*, 1906.

BRAMANN. — Beiträge zür Lehre von dem Descensus testiculorum ünd dem Gubernaculum Hunteri. *Archiv. f. Anat.*, 1884.

Brault. — La migration du testicule. *Gaz. des Hôp.*, 12 avril 1910.

Broca. — Traitement de l'ectopie testiculaire. *Gaz. Hôp.*, 1899, p. 315.

Carlier. — *Congrès fr. de Chir.*, 1906.

Castelli. — Su di una rara eterotopia testicolare. *Reforma medica*, t. XXV, 29 novembre 1909.

Coley. — The treatment of the undescended on maldescended testis associated with inguinal hernia. *Annals of Surgery*. Sept. 1908, t. XLVIII, p. 189.

Coley, Bowel, Walker, Blake, Erdmann. — Traitement du testicule non ou mal descendu compliqué de hernie. *Soc. de Chir. de New-York*, 8 avril 1908.

Coudray. — *Congrès fr. de Chir.*, 1906.

Curling. — *Diseases of the testis*, 1878.

Desjardin. — L'ectopie testiculaire et les nouvelles méthodes d'orchidopexie. *Archiv. provinciales de Chirurgie*, n° 8, août 1908.

Delagénière (H.). — *Congrès fr. de Chir.*, 1906.

Delbet (Paul). — *Congrès fr. de Chir.*, 1906.

Depage. — *Congr. fr. de Chir.*, 1906.

Duchesse. — Traitement chirurgical de l'ectopie testiculaire. *Th. Paris*, 1890.

Esglisch. — Uber abnorme Lagerung des Hodens ausserhalb der Bauchhöhle. *Wiener Klinik*, 1885.

Exalto. — La descente incomplète du testicule, traitement. *Nederlansch Tidjschrift voor Geneeskünde*, n° 7, 15 août 1908.

Fasano. — Contributo all'istopatologia del testicolo in retenzione. *Il Policlinico. Sezione chirurgica*, t. XVII-C, fasc. 2, février 1910.

Félizet et Branca. — Histologie du testicule ectopié. *Bull. de la Soc. de Biologie*, 1898, n° 31, 32, p. 911-967.

Follin. — Études anatomiques et pathologiques sur les anomalies de fonction et les atrophies du testicule. *Archiv. gén. de méd.*, 1851, t. XXVI, p. 257.

Forgue. — *Congr. fr. de Chir.*, 1906.

Fournade. — Modifications du testicule consécutives à la section du canal déférent. *Th. Lyon*, 1903.

FROELICH. — *Congrès fr. de Chir.*, 1906.

GAURAN. — Orchidolyse pour ectopie iliaque rétro-pariétale. *Archiv. de Méd. et de Ph. militaires*, t. LIV, n° 12, 1909.

GIRARD. — *Congr. fr. de Chir.*, 1906.

GODARD. — Études sur la monorchidie et la cryptorchidie chez l'homme. Extrait des *Mémoires de la Soc. de Biologie*, Paris, 1857.

GOUBAUX ET FOLLIN. — De la cryptorchidie chez l'homme et les principaux animaux domestiques. *Soc. Biol.*, 1855, p. 293-330.

HALSTEAD. — Ectopie testiculaire transverse. *Surgery, Gynecology and Obstetrics*, février 1907.

JALAGUIER. — Résultats de quinze interventions pour ectopie du testicule. Paris. *Soc. Chir.*, 1893.

KIRMISSON — *Congrès fr. de Chir.*, 1906.

  — *Traité des maladies chirurgicales d'origine congénitale*, Paris, 1898.

KLAATSCH. — Sur la descente du testicule. *Morphologisches Jarhbuch*, t. XVI.

KLEIN (R.). — L'ectopie périnéale du testicule. *Th. Paris*, 1906.

KNAULE. — Un cas de cryptorchidie avec suites post-opératoires rares. *Soc. médicale de Varsovie*, 8 juillet 1909.

OTTO LANZ. — Le testicule ectopique. *Nederland. Tijdschrift voor Geneesk.*, 14 avril 1906.

LANDERVOIS. — *Congrès fr. de Chirurgie*, 1906.

LEBLANC (E.). — Ectopie testiculaire par ligament orchi-épididymo-péritonéal. *Journal de l'Anat.*, Paris, 1909, XLV, p. 283-291.

LECOMTE. — Des ectopies congénitales des testicules et des maladies de ces organes engagés dans l'aine. *Th. Paris*, 1851, p. 159.

LE DENTU. — Des anomalies du testicule. *Th. agrég.*, Paris, 1889.

LE JOLY SÉNONVILLE. — *Th. Paris*, 1891.

LENHOSSEK (M.-V.). — Beiträge zür Kenntniss der Zwischen zellen des Hodens. *Archiv. f. Anat.*, p. 65, 1897.

LÉON (DE). — Ectopie testiculaire double. *Académie médico-chir. espagnole*, 27 avril 1908.

LOCKWOOD. — The development a transition of the testicles. *Brit. med. Journal*, 1887, I, p. 411-610.

MAMOURIAN (M.). — A new method of orchidopexy. *Lancet*, 1909, I, 517.

MARANGONI. — Discesa anomala del testicolo sinistro. *Gazz. d. Osp.* Milan, 1909, XXX, p. 561.

MARÉCHAL. — Anatomie pathologique du testicule en ectopie. *Th. Paris*, 1887.

MATHIEU. — La cellule interstitielle. *Th. Nancy*, 1898.

MENDEZ. — Ectopia testicular. Hernia extrangulada. Gangrena del intestino. Enterro-rafia circular. Curación. *Revista de Medicina y Cirugia de la Habana*, t, XIV, n° 20, 25 octobre 1909.

MENOCAL. — Ectopia testicular doble; sinorquidea artifical. (Operacion de Mauclaire). *Revista de medicina y Cirugia de la Habana.*

MONOD ET ARTHAUD. — Altérations du testicule ectopique. *Ar. chir. gén. de Méd.*, 1887.

MONOD ET TERRILLON. — Maladies du testicule, 1889.

PETIT DE LA VILLEON. — Sur une variété exceptionnelle d'ectopie testiculaire sous-abdominale. *Gaz. hebd. des Sc. méd. de Bordeaux*, 1909, I, 337.

PFATT. — Tumeur maligne du testicule ectopié. *The american, Journal of Obstetrics and Diseases of women and children*, t, LX, n° 5, novembre 1909.

PLATO. — Die interstitiellen Zellen des Hodens und ihre physiolog. Bedentung. *Archiv of mikrosk. Anat.* Bd. 50, p. 668, 1897.

RAWLING (L.). — Traitement chirurgical de l'ectopie testiculaire. *The Harveian Society*, Londres, 1908.

RECLUS — Testicule ectopique in *Traité Duplay-Reclus.*

SCHREIBER. — Ueber ein Fall von Ectopia testis perinealis. *Th. Manich*, 1908.

P. SÉBILEAU. — Maladies du testicule. *Tr. de Chir. de Le Denta et Delbet*, t. X.

-- Les enveloppes du testicule. Paris, 1897.

SIMARD. — De l'ectopie testiculaire double, variété inguinale et son traitement. *Bull. méd. de Québec*, sept. 1907.

SOULIGOUX. — *Congrès fr. de Chir.*, 1906.

STARR. — Operation for undescended testicle. *Annals of Surgery*, sept. 1908, t. XLVIII, p. 189.

TAILHEFER. — *Congrès fr. de Chirurgie*, 1906.

TORK. — The technique of orchidopesy. *New-York med. J.*, 13 nov. 1900.

TUFFIER. — Traitement chirurgical de l'ectopie testiculaire. *Gaz. des Hôp.*, 1890, p. 319.

VIDAL. — *Congrès fr. de Chir.*, 1906.

VIELLE. — Du traitement de l'ectopie inguinale par l'orchidopexie. *Th. Bordeaux*, avril 1910.

VILLARD. — *Congrès français de Chirurgie*, 1906.

VILLEMIN. — L'ectopie testiculaire. *Rev. internat. de Méd. et de Chir.*, Paris, 1909, XX-1, p. 23.

WALTHER. — *Congrès fr. de Chir.*, 1906.

WEISBERGER (M.). — Die perineale Hodenverlagerung. *Centralblatt für die Krankh. der Harn und sexual organe*, 1899, p. 1.

WILLEMS. — *Congr. fr. de Chir.*, 1906.

ZAÏTZEFF. — Exstrophie vésicale, épispadias et cryptorchidisme chez un enfant de cinq jours. *Roussy Wratch, t. VIII, n° 52, 26 décembre 1909, page 1782-1783.*

www.ingramcontent.com/pod-product-compliance
Ingram Content Group UK Ltd.
Pitfield, Milton Keynes, MK11 3LW, UK
UKHW022236120726
13694UKWH00003B/855